Abayomi Joseph Afe

Caracterização dos factores que influenciam a adesão à terapêutica antirretroviral

Abayomi Joseph Afe

Caracterização dos factores que influenciam a adesão à terapêutica antirretroviral

Quadro de Teorias Comportamentais e Análise de Casos-Controlo

ScienciaScripts

Imprint
Any brand names and product names mentioned in this book are subject to trademark, brand or patent protection and are trademarks or registered trademarks of their respective holders. The use of brand names, product names, common names, trade names, product descriptions etc. even without a particular marking in this work is in no way to be construed to mean that such names may be regarded as unrestricted in respect of trademark and brand protection legislation and could thus be used by anyone.

Cover image: www.ingimage.com

This book is a translation from the original published under ISBN 978-3-639-71792-1.

Publisher:
Sciencia Scripts
is a trademark of
Dodo Books Indian Ocean Ltd. and OmniScriptum S.R.L publishing group

120 High Road, East Finchley, London, N2 9ED, United Kingdom
Str. Armeneasca 28/1, office 1, Chisinau MD-2012, Republic of Moldova, Europe
Managing Directors: Ieva Konstantinova, Victoria Ursu
info@omniscriptum.com

Printed at: see last page
ISBN: 978-620-8-51798-4

RECONHECIMENTO

Dou toda a glória e honra ao único e sábio DEUS, que me permitiu alcançar este marco na minha carreira académica e profissional.

Agradeço às autoridades da Texila American University por me terem dado esta oportunidade de obter um doutoramento em Saúde Pública.

Agradeço a todos os professores da Texila American University que, direta ou indiretamente, contribuíram para o êxito da minha licenciatura.

Agradeço muito os esforços inestimáveis e o apoio do meu guia e co-guias. Os seus contributos técnicos e profissionais foram de extrema importância para a realização deste trabalho e a sua paciência e compreensão são muito apreciadas.

Acima de tudo, agradeço à minha mulher e à minha filha pelo seu apoio e encorajamento.

Devo a conquista deste ponto alto a todos aqueles que manifestaram fé e confiança na minha capacidade de chegar até aqui e mais além. Gostaria que soubessem que as suas palavras de encorajamento lubrificaram a roda do meu progresso até agora

Agradeço ao meu falecido pai, de abençoada memória, Pa Samuel Owolabi Afe, pelas suas orações, apoio, amor e por ser o meu maior animador. Sacrificou muito para me acompanhar na minha formação académica, desde o ensino básico até ao ensino superior.

Dr. Abayomi Joseph Afe

DEDICAÇÕES

Este livro é dedicado ao meu falecido pai, Pa Samuel Owolabi Afe, de gloriosa memória. Devo muito aos seus sacrifícios paternais, encorajamento, disciplina, educação piedosa e apoio. O meu Pai, és muito lembrado e recordado com carinho, como sempre.

Eu amo-te!

ABREVIATURAS

AIDS-Acquired Immune Deficiency Syndrome

ALT alanine aminotransferase

ANC-Antenatal care

ARV- Antiretrovirus Drugs

ART- antiretroviral therapy

CD4-T lymphocyte Cluster differentiated

CrCl-Creatinine Clearance

EFV-Efavirenz

FTC -emtricitabine
HIV-Human Immunodeficiency virus
HBM-Health Belief Model

MDG-Millennium development goals

NNRTI-Non-nucleoside reverse transcriptase inhibitor

NRTIs-Nucleoside reverse transcriptase inhibitors

NVP- Nevirapine

OI- Opportunistic Infection

PI-Protease Inhibitor

PLHIV- People living with HIV/AIDS

PMTCT- prevention of mother-to-child HIV transmission

PrEP- pre-exposure prophylaxis

RNA-Ribonucleic acid

STI-Sexually transmitted infections

TB- tuberculosis

TDF- tenofovir disoproxil fumarate

TPB-Theory of Planned Behaviour

UNAIDS- Joint United Nations Programme on HIV/AIDS

WHO- World Health Organization

ZDV-Zidovudine

ÍNDICE DE CONTEÚDOS

CAPÍTULO 1
INTRODUÇÃO

Epidemiologia mundial do VIH: Globalmente, em 2015, havia cerca de 36,7 milhões [34,0 milhões-39,8 milhões] de pessoas que viviam com o VIH, das quais 2,1 milhões eram novas infecções pelo VIH (1), o que dá uma prevalência global do VIH de 0,8%. Cerca de 71% do fardo global da infeção pelo VIH é suportado pela região subsariana, que representa cerca de 11% da população mundial (2). Em 2015, registaram-se 2,1 milhões [1,8 milhões-2,4 milhões] de novas infecções por VIH e 1,5 milhões de mortes devido ao VIH/SIDA. Além disso, embora a prevalência tenha estabilizado, o número absoluto de pessoas infectadas com o VIH continua a crescer de forma constante à medida que o número de novas infecções ultrapassa o número de mortes relacionadas com a SIDA e o acesso à TARV melhora no mundo em desenvolvimento(3).

Na região mais afetada do mundo, a África Oriental e Austral, o número de pessoas em tratamento mais do que duplicou desde 2010, atingindo quase 10,3 milhões de pessoas em 2015 As mortes relacionadas com a SIDA na região também diminuíram 36% desde 2010.

A cobertura global da terapia antirretroviral atingiu 46% [43-50%] no final de 2015. Os ganhos foram maiores na região mais afetada do mundo, a África Oriental e Austral. A cobertura aumentou de 24% [22-26%] em 2010 para 54% [50-58%] em 2015, atingindo um total regional de 10,3 milhões de pessoas. Só a África do Sul tinha quase 3,4 milhões de pessoas em tratamento, mais do que qualquer outro país do mundo. A seguir à África do Sul está o Quénia, que tem o maior programa de tratamento em África, com quase 900 000 pessoas em tratamento no final de 2015. O Botsuana, a Eritreia, o Quénia, o Maláui, Moçambique, o Ruanda, a África do Sul, a Suazilândia, o Uganda, a República Unida da Tanzânia, a Zâmbia e o Zimbabué aumentaram a cobertura do tratamento em mais de 25 pontos percentuais entre 2010 e 2015. A África Ocidental e Central e o Médio Oriente e Norte de África também registaram ganhos importantes, mas atingiram níveis de cobertura mais baixos em 2015, 28% [23-34%] e 17% [12-24%], respetivamente.

A cobertura do tratamento noutras regiões do mundo, como a América Latina, as Caraíbas e a região da Ásia e do Pacífico, também aumentou para mais do dobro em 2015(3).

Os ganhos no tratamento são em grande parte responsáveis por um declínio de 26% nas mortes relacionadas com a SIDA a nível mundial desde 2010, de uma estimativa de 1,5 milhões [1,3 milhões-1,7 milhões] em 2010 para 1,1 milhões [940 000 -1,3 milhões] em 2015. A redução do número de mortes desde 2010 foi maior entre as mulheres adultas (diminuição de 33%) do que entre os homens adultos (diminuição de 15%), reflectindo uma maior cobertura do tratamento entre as mulheres do que entre os homens, 52% [48-57%] e 41% [3349%], respetivamente. Esta disparidade de género no tratamento do VIH entre os adultos realça o impacto das normas de género no atraso do início do tratamento entre os homens e na redução da adesão ao tratamento entre os homens, levando a que os homens sejam responsáveis por 58% das mortes relacionadas com a SIDA em adultos(3).

Esta expansão do tratamento do VIH a nível mundial é responsável pelo declínio das novas infecções pelo VIH entre adultos, que abrandou de forma alarmante nos últimos anos, com o número anual estimado de novas infecções entre adultos a permanecer quase estático em cerca de 1,9 milhões [1,7 milhões-2,2 milhões] em 2015. Por exemplo, a maior redução de novas infecções por VIH em adultos ocorreu na África Oriental e Austral, onde se registaram menos 40 000 novas infecções por VIH em adultos na região em 2015 do que em 2010, o que representa uma diminuição de 4%. Também se registaram reduções mais graduais na região da Ásia e do Pacífico e na África Ocidental e Central. As taxas de novas infecções por VIH em adultos mantiveram-se relativamente estáticas na América Latina e nas Caraíbas, na Europa Ocidental e Central, na América do Norte e no Médio Oriente e Norte de África, enquanto o número anual de novas infecções por VIH na Europa Oriental e na Ásia Central aumentou 57%. Em muitos países, a prevalência do VIH é mais elevada nas cidades, onde a vibração, o stress e o anonimato da vida urbana, bem como a sua azáfama de encontros e interações, proporcionam maiores oportunidades para comportamentos e redes sexuais que podem aumentar o risco de infeção por VIH. As raparigas adolescentes e as mulheres jovens com idades compreendidas entre os 15 e os 24 anos correm um risco particularmente elevado de infeção pelo VIH, sendo responsáveis por 20% das novas infecções pelo VIH entre adultos a nível mundial em 2015, apesar de representarem apenas 11% da população adulta. Nas zonas geográficas com maior prevalência de VIH, o desequilíbrio entre os géneros é mais acentuado. Na África Subsariana, as raparigas adolescentes e as mulheres jovens foram responsáveis por 25% das novas infecções por VIH entre os adultos e as mulheres por 56% das novas infecções por VIH entre os adultos. As normas e desigualdades prejudiciais em matéria de género, o acesso insuficiente à educação e aos serviços de saúde sexual e reprodutiva, a pobreza, a insegurança alimentar e a violência são responsáveis pelo aumento do risco de VIH das mulheres jovens e das raparigas adolescentes. As populações-chave com maior risco de infeção pelo VIH incluem os trabalhadores do sexo, as pessoas que injectam drogas, os transexuais, os reclusos e os homossexuais e outros homens que praticam sexo com homens. A análise dos dados mostra que mais de 90% das novas infecções pelo VIH na Ásia Central, na Europa, na América do Norte, no Médio Oriente e no Norte de África em 2014 ocorreram entre pessoas de populações-chave e os seus parceiros sexuais. Na região da Ásia e do Pacífico, na América Latina e nas Caraíbas, as pessoas de populações-chave e os seus parceiros sexuais representavam quase dois terços das novas infecções. Na África Subsariana, as populações-chave foram responsáveis por mais de 20% das novas infecções, e a prevalência do VIH entre estas populações é frequentemente muito elevada. Por exemplo, na África do Sul, os dados de vigilância publicados em 2015 estimaram que a prevalência do VIH entre os trabalhadores do sexo era de 71,8% em Joanesburgo, 39,7% na Cidade do Cabo e 53,5% em Durban (4). Estes dados mostram também que a distribuição das novas infecções pelo VIH entre as populações-chave varia consoante a região. As pessoas que injectam drogas foram responsáveis por 51% das infecções por VIH na Europa Oriental e na Ásia Central e por 13% das novas infecções por VIH na Ásia e no Pacífico em 2014. Os homossexuais e outros homens que praticam sexo com homens foram responsáveis por 30% das novas infecções por VIH na América Latina, 49% das novas infecções na Europa Ocidental e Central e na América do Norte e 18% das novas infecções na Ásia e no Pacífico. Este facto sublinha a necessidade urgente de garantir que as populações-chave sejam plenamente incluídas nas respostas à SIDA e que lhes sejam disponibilizados serviços. A ignorância e os mal-entendidos que conduzem a atitudes e comportamentos discriminatórios continuam a minar os esforços para acabar com a SIDA. Isto é particularmente visível no caso das populações-chave. O Índice de Estigma das Pessoas que Vivem com o VIH mede o estigma e a discriminação relatados pelas pessoas que vivem com o VIH. Os inquéritos do Índice de Estigma foram realizados em mais de 65 países. Em 22 destes países, mais de 10% das pessoas seropositivas referiram que lhes tinham sido negados cuidados de saúde e mais de 1 em cada 10 pessoas seropositivas referiu que lhes tinha sido recusado emprego ou uma oportunidade de trabalho devido ao seu estado de VIH nos 12 meses anteriores ao inquérito (5). Em 30 países onde foram realizados inquéritos, 1 em cada 10 pessoas seropositivas referiu ter perdido um emprego ou outra fonte de rendimento devido ao seu estatuto de seropositivo (6).

Existe um conjunto de estratégias eficazes de prevenção do VIH, incluindo preservativos, redução dos danos, circuncisão médica masculina voluntária, profilaxia pré-exposição, transferências de dinheiro para as raparigas e abordagens estruturais que promovem a igualdade entre os sexos e o acesso ao ensino secundário. As abordagens baseadas na comunidade e nos pares para a partilha de instrumentos de prevenção também se revelaram eficazes. A chave consiste em combinar estes instrumentos em pacotes de prevenção do VIH que respondam às necessidades específicas das populações-chave e em criar ambientes propícios que permitam a estas populações aceder ao VIH e aos serviços sociais e de saúde sem receio de violência, detenção ou perseguição(7).

Embora tenham sido feitos muitos progressos no tratamento do VIH e na redução das mortes relacionadas com a SIDA, cerca de 54% [50-57%] das pessoas que vivem com o VIH continuam a necessitar de tratamento, muitas das quais não conhecem o seu estado serológico(8).

Algumas das declarações ou marcos de saúde pública que foram propostos para acabar com a epidemia de VIH/SIDA à escala mundial incluem os Objectivos de Desenvolvimento do Milénio (ODM), a Agenda 2030 para o Desenvolvimento Sustentável, a abordagem Fast-Track e, recentemente, a estratégia 90-90-90. A abordagem acelerada visa reduzir as novas infecções pelo VIH para menos de 500 000 até 2020, reduzir as mortes relacionadas com a SIDA para menos de 500 000 até 2020 e eliminar o estigma e a discriminação relacionados com o VIH até 2020. A estratégia 90-90-90 visa que 90% das pessoas que vivem com o VIH conheçam o seu estado serológico, que 90% das pessoas que conhecem o seu estado recebam tratamento e que 90% das pessoas que recebem tratamento para o VIH tenham uma carga viral suprimida, de modo a que o seu sistema imunitário se mantenha forte e deixem de ser infecciosas. Estes objectivos 90-90-90 aplicam-se a crianças e adultos, homens e mulheres, pobres e ricos, em todas as populações - e é necessário atingir níveis ainda mais elevados entre as mulheres grávidas. Os objectivos 90-90-90 devem ser atingidos até 2020. A abordagem Fast-Track sublinha a necessidade de se concentrar nos condados, cidades e comunidades mais afectados pelo VIH e recomenda que os recursos sejam concentrados nas áreas com maior impacto (9).

A abordagem sublinha que são necessários esforços especiais nos 30 países que, no seu conjunto, são responsáveis por 89% das novas infecções pelo VIH a nível mundial. Para acelerar as respostas nacionais nestes 30 países prioritários, será necessária uma ampla mobilização de parceiros internacionais humanos, institucionais e estratégicos, bem como compromissos significativos de fontes nacionais e internacionais. Estima-se que a adoção de uma abordagem Fast-Track nos próximos cinco anos, a partir de 2014, permitirá ao mundo acabar com a epidemia de SIDA até 2030. A abordagem Fast-Track evitará cerca de 28 milhões de novas infecções pelo VIH e 21 milhões de mortes relacionadas com a SIDA até 2030(10).

As teorias da mudança de comportamento são tentativas de explicar porque é que os comportamentos mudam. Estas teorias citam as caraterísticas ambientais, pessoais e comportamentais como os principais factores na determinação do comportamento (11). Recentemente, tem havido um interesse crescente na aplicação destas teorias nos domínios da saúde, da educação, da criminologia, da energia e do desenvolvimento internacional, com o objetivo de que a compreensão da mudança de comportamento melhore os serviços prestados nestes domínios. Alguns académicos introduziram recentemente uma distinção entre modelos de comportamento e teorias da mudança(12). Enquanto os modelos de comportamento são mais diagnósticos e orientados para a compreensão dos factores psicológicos que explicam ou prevêem um comportamento específico, as teorias da mudança são mais orientadas para o processo e visam geralmente a alteração de um determinado comportamento. Assim, nesta perspetiva, a compreensão e a mudança de comportamento são duas linhas de investigação científica distintas mas complementares. Cada teoria ou modelo de mudança comportamental centra-se em diferentes factores na tentativa de explicar a mudança comportamental. Das muitas que existem, as mais comuns são as teorias da aprendizagem, a teoria cognitiva social, a teoria da ação racional, a teoria do comportamento planeado, o modelo transteórico, o modelo das crenças de saúde e a abordagem do processo de ação de saúde. Há elementos específicos destas teorias, como o elemento da auto-eficácia, que é comum a várias teorias.(13)

Identificação /Definição do problema de investigação:

Os cientistas observaram que vários factores influenciam a adesão à medicação entre os doentes com doenças crónicas em geral. A adesão insuficiente ao tratamento continua a ser um obstáculo ao controlo de muitas doenças infecciosas, incluindo a tuberculose, a infeção pelo vírus da imunodeficiência humana (VIH) e as síndromes de imunodeficiência adquirida (SIDA), que contribuem significativamente para o peso global da doença. A não adesão é multifatorial e varia de doente para doente. O êxito do tratamento a longo prazo do VIH/SIDA, em particular, exige uma adesão de pelo menos 95% à terapêutica antirretroviral altamente ativa (HAART) necessária para a supressão viral, a fim de gerir a saúde das pessoas que vivem com o VIH/SIDA (PVHIV) e evitar o aparecimento de variantes do VIH resistentes aos medicamentos, que conduzem ao fracasso do regime e limitam as opções de terapêutica futura. Apesar de todas as estratégias para abordar as barreiras à adesão aos regimes de medicamentos HAART prescritos para gerir o VIH/SIDA, os problemas de cumprimento inadequado estão sempre presentes. Os factores que determinam a adesão aos regimes de medicamentos HAART foram estudados em várias populações, mas pouco se sabe sobre este assunto entre os doentes com VIH/SIDA na Nigéria. Identificar e ultrapassar os factores que reduzem a adesão aos agentes anti-retrovirais combinados é da maior importância para a supressão prolongada da carga viral. Poucas das muitas intervenções desenvolvidas para abordar a questão da não adesão se baseiam explicitamente em teorias do comportamento em matéria de saúde. Essas teorias poderiam contribuir para a conceção de intervenções mais eficazes para promover a adesão ao tratamento e para melhorar as avaliações da transferibilidade dessas intervenções em diferentes questões e contextos de saúde. Esta dissertação transversal teve como objetivo utilizar as teorias da mudança de comportamento aplicáveis à adesão ao tratamento a longo prazo, como a Teoria do Comportamento Planeado (TPB) e o Modelo de Crenças na Saúde (HBM), como enquadramento teórico e uma ferramenta de auto-preenchimento para categorizar a dinâmica da adesão à HAART entre os nigerianos que vivem com o VIH/SIDA; avaliar as provas da eficácia das teorias na previsão da mudança de comportamento; e examinar as implicações destas conclusões para o desenvolvimento de estratégias para melhorar a adesão à medicação para o VIH/SIDA. Os dados assim recolhidos no estudo serão analisados utilizando o software estatístico SPSS versão 20, estatística chi^2 com um valor de $p < 0,01$. Esta investigação tem os seguintes objectivos e visa responder às seguintes questões de investigação

OBJECTIVO DO ESTUDO

Os objectivos do presente estudo podem ser classificados, em termos gerais, nas duas grandes rubricas seguintes

Objectivos da investigação:

1. Categorizar a adesão à HAART entre os doentes com VIH/SIDA na Nigéria, utilizando uma conceção transversal que envolve uma análise caso-controlo do inquérito.

2. Verificar a eficácia da TPB e da HBM na previsão do comportamento adequado à TARV entre as PVVIH na Nigéria

Para atingir os objectivos acima referidos, o presente projeto propõe os seguintes **objectivos específicos**

1. Desenvolver um instrumento de inquérito baseado na TPB e na HBM, pré-testar e

testar o instrumento para utilização na recolha de informações instantâneas sobre a adesão à HAART, categorizar a adesão à HAART e verificar a eficácia da TPB e da HBM na previsão do comportamento adequado à HAART entre as PVVS na Nigéria.

2. Administrar o instrumento a cerca de 400 inquiridos numa amostra representativa dos residentes no sudoeste da Nigéria.

Questão de investigação

1. Quais são as caraterísticas da adesão à HAART entre os nigerianos que vivem com VIH/SIDA?

2. Poderá a teoria comportamental contribuir para a compreensão da não adesão à medicação entre os indivíduos seropositivos?

HIPÓTESE

Este estudo foi concebido para avaliar a hipótese de que a teoria comportamental, especialmente a TPB, pode ser utilizada para prever a adesão e a não adesão à medicação ARV entre indivíduos seropositivos?

CAPÍTULO 2
REVISÃO DA LITERATURA

Epidemiologia do VIH na Nigéria: A Nigéria tem cerca de 3,2 milhões de pessoas que vivem com o VIH, o segundo maior número do mundo a seguir à África do Sul e que representa 9% do fardo global da doença (14,15). A Nigéria contribui com cerca de um terço das novas infecções por VIH entre as crianças dos 21 países prioritários para o VIH na África Subsariana: o maior número de qualquer país. Tem também o maior número de crianças infectadas pelo VIH - quase 60 000 em 2012, um número que se manteve praticamente inalterado desde 2009(16).

A epidemia de VIH na Nigéria é generalizada (prevalência superior a 1% entre os utentes de ANC), com uma grande variação da prevalência no país. A prevalência do VIH tem vindo a diminuir ao longo dos anos, de 5,8% em 2001 para 4,6% em 2008 e 4,1% em 2010. Uma análise das taxas de prevalência de 2010 nas seis zonas geopolíticas do país mostra que a concentração mais elevada se encontra na Zona Centro-Norte (7,5%) e a taxa de prevalência mais baixa na Zona Noroeste, com 2,1%(16). Existem também diferenças entre e dentro das zonas urbanas e rurais, com os valores de prevalência nas zonas urbanas a variar entre 2,7% e 18,0%, enquanto os da zona rural variam entre 0,7% e 21,3%. Observam-se igualmente diferenças sociodemográficas na prevalência do VIH, sendo as mulheres, os jovens e as pessoas com baixo nível de educação formal os mais afectados pela epidemia (17).

As novas infecções pelo VIH no país são alimentadas por uma baixa perceção do risco pessoal, por parcerias sexuais múltiplas e simultâneas, por relações sexuais transaccionais e intra-geracionais intensas, por serviços de tratamento ineficazes e ineficientes para as infecções sexualmente transmissíveis (IST) e por um acesso inadequado e de má qualidade aos serviços de saúde. As desigualdades e iniquidades de género enraizadas, a pobreza crónica e debilitante e a persistência do estigma e da discriminação relacionados com o VIH/SIDA são outros factores que contribuem para esta situação (18).

O programa nacional nigeriano de TARV teve início em 2001 em 25 hospitais terciários e tinha como objetivo 10.000 adultos e 5.000 crianças. No entanto, na sequência da iniciativa 3 por 5 da OMS, o objetivo foi revisto para alcançar o acesso universal ao TARV até 2010. Em 2014, a cobertura do TARV entre as crianças permanecia consistentemente baixa quando comparada com a dos adultos. Em geral, regista-se um aumento de

A cobertura de TARV passou de 10,2% em 2010 para 20,7% em 2014 para crianças menores de 15 anos. A cobertura dos adultos registou um aumento progressivo de 27,6% em 2010 para 48,3% em 2014. Em 2014, o programa nacional de TARV cobria 747.382 (44%) das 1.670.016 pessoas (adultos e crianças) que se estimava necessitarem de TARV até dezembro de 2014. Isto mostra uma realização muito fraca quando comparada com a meta nacional de aumento sustentável da cobertura do TARV (19).

A utilização da terapêutica antirretroviral combinada (TARV) permitiu que as pessoas infectadas com o VIH vivessem mais tempo e de forma mais saudável, atrasando frequentemente a progressão da doença e prevenindo as doenças oportunistas (20).

Terapia antirretroviral (TARV): Refere-se à utilização de medicamentos anti-retrovirais na gestão do VIH/SIDA em seres humanos. A TAR deve ser oferecida a todas as pessoas elegíveis de uma forma abrangente, o que significa que as pessoas devem ter acesso a um aconselhamento contínuo sobre o VIH para fins de adesão, investigação laboratorial periódica de base e de rotina, gestão concomitante dos IO e monitorização e acompanhamento de rotina do tratamento. Quando administrada corretamente, a TAR deve atingir os seguintes objectivos

1) Reduzir a morbilidade (inclui a morbilidade provocada pelas IO)

2) Prolongar a vida dos indivíduos infectados pelo VIH: Antes do aparecimento dos ARV, as taxas de mortalidade devidas à doença avançada do VIH eram inaceitavelmente elevadas, aproximando-se dos 100% na maioria dos casos. No entanto, após a introdução da HAART, muitas pessoas que a tomam vivem vidas longas e produtivas.

3) Melhorar a qualidade de vida das pessoas infectadas: A ausência de sintomas de VIH e de doenças relacionadas com o VIH significa que as pessoas infectadas com o VIH são capazes de viver normalmente e de cuidar de si próprias e das suas famílias, ao contrário do que acontecia no passado, em que estavam em grande parte acamadas e dependentes de outras pessoas para obter apoio.

4) Conseguir uma supressão rápida e sustentada da carga viral: Em condições óptimas de excelente adesão, a supressão da carga viral deve ser rápida e sustentada. Normalmente, nas 24 semanas seguintes ao início do tratamento, a carga viral do doente deve ser indetetável.

5) Reforçar a imunidade através do aumento da contagem de células CD4+**:** Em condições óptimas, os doentes devem conseguir um aumento da contagem de células CD4 de 50 a 100 células/µl por ano.

6) Reduzir o risco de transmissão do VIH aos bebés (transmissão de mãe para filho) e aos parceiros sexuais: A TAR é eficaz na redução da transmissão do VIH de uma pessoa infetada para outra.

7) Tratamento como prevenção: Ao provocar a supressão viral nos indivíduos infectados, a TAR pode prevenir a transmissão do VIH dos indivíduos infectados para os parceiros sexuais, especialmente em relações serodiscordantes.

8) Profilaxia (pré-exposição/pós-exposição): Os indivíduos seronegativos podem tomar ARV para reduzir as suas hipóteses de contrair o VIH antes ou depois de serem expostos a comportamentos de alto risco. **Terapia antirretroviral altamente ativa (HAART):** Trata-se de uma combinação de três medicamentos de pelo menos duas classes diferentes de ARV para atuar em pelo menos dois pontos ou mecanismos diferentes do ciclo de vida do VIH. Normalmente, uma base de um NNRTI ou um PI pode ser combinada com 2 NRTIs. A escolha dos medicamentos a utilizar em cada classe baseia-se na disponibilidade, acessibilidade, preço acessível, eficácia e facilidade de administração dos medicamentos anti-retrovirais. A monoterapia ou a terapia dupla não são recomendadas para o tratamento devido aos riscos acrescidos de desenvolvimento de resistência aos medicamentos (21)

Critérios para iniciar o TARV (OMS 2015)

- Iniciar a TARV em todos os doentes adultos (>19 anos) infectados pelo VIH com qualquer contagem de CD4

- Como prioridade, a TAR deve ser iniciada em todos os adultos com doença clínica grave ou avançada do VIH (estádio clínico 3 ou 4 da OMS) e indivíduos com contagem de CD4 ≤500 células/mm3

- A TAR deve ser iniciada em todos os adolescentes (10-19 anos) que vivem com o VIH com qualquer contagem de células CD4

- A TAR deve ser iniciada prioritariamente em todos os adolescentes (10-19 anos) com doença clínica grave ou avançada do VIH (estádio clínico 3 ou 4 da OMS) e indivíduos com contagem de CD4 ≤500 células/mm3

- A TARV deve ser iniciada em todas as crianças de 1 a <10 anos de idade que vivem com o VIH com qualquer contagem de células CD4.

- Como prioridade, a TAR deve ser iniciada em todas as crianças com menos de 2 anos de idade e naquelas com doença clínica grave ou avançada do VIH (estádio clínico 3 ou 4 da OMS) e

Indivíduos com CD4% <25% (se <5 anos de idade) ou contagem de CD4 ≤500 células/mm^3 (se

≥5 anos de idade)

- A TAR deve ser iniciada em todas as crianças que vivem com o VIH com menos de 1 ano de idade e com qualquer contagem de células CD4

- Iniciar a TARV em indivíduos infectados pelo VIH com tuberculose (TB) ativa, independentemente da contagem de células CD4.

- Em todos os doentes com VIH com uma contagem de células CD4 > 350/mm³, iniciar a TAR na presença de

a. Carga viral elevada (≥100 000 cópias de ARN do VIH/mL),

b. Co-infecções crónicas pelo vírus da hepatite B ou C

c. Nefropatia associada ao VIH. (Com base em proteinúria >1g/3+, CrCl < 60ml/min, e sem diagnósticos alternativos)

- A TARV deve ser iniciada em todas as mulheres grávidas e lactantes que vivem com o VIH com qualquer contagem de células CD4 e deve ser mantida ao longo de toda a vida.

Quadro 1: Classes de ARV habitualmente utilizadas

NRTI	**NNRTIs**	**Fusion Inhibitor**	**CCR5 Inhibitor**	**Protease Inhibitors (PIs)**
Zidovudine (ZDV) Didanosine (ddI) Stavudine (d4T) Lamivudine (3TC) Abacavir (ABC) Emtricitabine (FTC) Tenofovir (TDF)	Nevirapine (NVP) Efavirenz (EFV) Etravirine Delavirdine	Enfuvirtide (T-20)	Maraviroc	Saquinavir (SQV) Ritonavir (RTV) pharmacoenhancer} Indinavir (IDV) Nelfinavir (NFV) Amprenavir (APV) Lopinavir-ritonavir (LPV/r) Atazanavir (AZV) Tipranavir Fosamprenavir(FPV) Darunavir

Quadro 2: Combinações de ARV recomendadas para adultos não tratados com ARV

First-Line ART Preferred first-line Regimens Alternative first-line regimens	First-Line ART Preferred first-line Regimens Alternative first-line regimens	First-Line ART Preferred first-line Regimens Alternative first-line regimens
Adults (including pregnant and breastfeeding women and adults with TB disease and HBV co-infection	TDF + 3TC + EFV	AZT + 3TC + NVP AZT + 3TC +EFV ABC + 3TC + EFV
Adolescents (10 to 19 years) ≥35 kg		AZT + 3TC + NVP AZT + 3TC + EFV ABC + AZT + 3TC

Tabela 3: Combinações de ARV recomendadas para crianças que não tomam ARV

Age Group	Considerations	Preferred 1st line	Alternative 1st line regimens (in order of preference)
0 to 36 months (0-3 years)	With no prior exposure to NNRTIs	AZT + 3TC + NVP	ABC + 3TC + NVP AZT+ 3TC+ ABC ++
	With prior exposure to NNRTIs (through PMTCT)	AZT + 3TC + LPV/r**	ABC + 3TC + LPV/r
	With unknown exposure to NNRTIs	AZT + 3TC + NVP NB: monitor for failure	AZT + 3TC + EFV ABC + AZT + 3TC D4T + 3TC + EFV
3 to 10 years	Regardless of NNRTI exposure	AZT+3TC+EFV**	AZT + 3TC + NVP ABC + AZT + 3TC D4T + 3TC + EFV
Special Circumstances	Severe Anaemia / Neutropenia	AZT avoid if Hb <8g/dl	
	HBV in children >3 years	TDF+ 3TC + EFV (or NVP)	

Adesão à medicação: A adesão à medicação pode ser definida como um comportamento de saúde complexo que determina o grau em que um indivíduo utiliza os medicamentos conforme prescrito.

A adesão aos ARV é o termo utilizado para descrever o comportamento do doente que toma os medicamentos anti-retrovirais corretamente, na dose certa, na frequência certa e no momento certo. Um aspeto fundamental da adesão é o envolvimento do doente, ou seja, a parceria entre o doente, os seus prestadores de cuidados de saúde e os sistemas de apoio. Trata-se de uma relação interactiva, de colaboração e de confiança entre o prestador de cuidados de saúde e os doentes. É diferente da adesão aos medicamentos, que é um ato de conformidade, cedência ou submissão às instruções dos profissionais de saúde por parte dos doentes; uma relação mestre-servo que não envolve a participação ativa do doente no processo de tomada de decisão(22).

A adesão também significa que o paciente comparece a todas as consultas clínicas programadas.

Adesão ao TARV: A adesão à TARV é um componente essencial do sucesso individual e programático do tratamento. Níveis mais elevados de adesão aos medicamentos estão associados a melhores resultados virológicos, imunológicos e clínicos. São necessárias taxas de adesão superiores a 95% para maximizar os benefícios da TARV. A adesão é crucial para atrasar ou evitar o desenvolvimento de resistência aos medicamentos e garantir a máxima durabilidade do regime ARV de primeira linha. As medidas para garantir uma adesão óptima devem ser tomadas antes do início da terapêutica, no início e durante a terapêutica.

De um modo geral, a maioria dos medicamentos utilizados no tratamento de doenças crónicas é eficaz com uma adesão menos que perfeita. As estimativas comuns da adesão à medicação na maioria das doenças crónicas variam entre 20% e 80%, com uma média de 50%, e diminuem ao longo da duração do tratamento (23). A eficácia dos regimes de medicamentos anti-retrovirais exige, pelo menos, um nível muito bom de adesão. A eficácia dos regimes de medicamentos anti-retrovirais exige, pelo menos, um nível muito bom de adesão, porque uma boa adesão garante a manutenção do nível terapêutico sanguíneo do ARV para suprimir a replicação viral. As consequências de uma fraca adesão incluem uma supressão viral inadequada, que conduz a uma maior probabilidade de transmissão, a um fracasso imunológico e clínico, aumentando assim a suscetibilidade a infecções oportunistas e à progressão da doença, o que aumenta a mortalidade e a morbilidade relacionadas com o VIH. Outras complicações são o aumento dos custos dos cuidados de saúde, o aparecimento de resistência aos medicamentos e a limitação das futuras opções de tratamento.

Em estudos com adultos, a adesão de alto nível à TARV (>95%) demonstrou reduções dramáticas da carga viral para níveis indetectáveis, em comparação com reduções menores da carga viral quando as doses não foram administradas (24). Reduções menores da carga viral resultaram num aumento do risco de mutação viral e de resistência aos medicamentos. As estimativas de adesão à terapêutica antirretroviral em adultos são frequentemente comunicadas como estando muito abaixo dos 90% de adesão recomendados para manter a supressão viral a longo prazo (25).

Em estudos recentes com crianças e adolescentes infectados pelo VIH, a adesão à TARV, utilizando definições e métodos de avaliação variados, variou entre 97% e 25% (26, 27, 28, 29, 30, 31).

A excelente adesão à terapêutica antirretroviral é essencial para atingir e manter uma carga viral indetetável e evitar o aparecimento de VIH resistente, em especial nos doentes recentemente diagnosticados. A adesão à medicação é extremamente importante para o sucesso do tratamento do VIH porque, sem ela, os doentes têm menos probabilidades de manter a supressão viral e podem desenvolver resistência. Sabe-se que as pessoas que vivem com VIH tomam relativamente bem os seus medicamentos em comparação com as pessoas com outras doenças crónicas. Por exemplo, as pessoas com diabetes têm uma taxa de adesão de cerca de 67,5%, ao passo que a taxa de adesão das pessoas com VIH se aproxima dos 88%, de acordo com alguns estudos. As pessoas que vivem com VIH são relativamente aderentes e são geralmente honestas quanto a saltar doses ou a interromper o tratamento, pelo que os dados auto-relatados são bastante fiáveis(32).

Medição da adesão: Em muitos estudos, a adesão é medida expressando o número de doses tomadas como uma percentagem do número de doses prescritas. Por exemplo, se forem prescritas 20 doses e forem tomadas 19 doses, a adesão é de 95%. Isto traduz-se na falta de uma dose em dez dias num regime de duas vezes por dia. Outros métodos de medição incluem a autoavaliação do doente, a recolha de medicamentos na farmácia e o método eletrónico (por exemplo, a tampa MEMS)

O padrão de ouro para avaliar a adesão é o nível de ARV no sangue. A carga viral também pode servir de substituto para avaliar a adesão, uma vez que a adesão à medicação conduzirá a uma carga viral baixa, mas os dados auto-relatados são fiáveis e mais fáceis de obter. Os estudos mostram que os dados auto-relatados se correlacionam com a carga viral, pelo que, neste estudo, se utilizou a auto-relação através de um questionário administrado por um entrevistador. Entre as pessoas que vivem com o VIH, é quase impossível prever quais delas aderirão melhor à medicação da terapia antirretroviral (TARV), uma vez que as ideias preconcebidas sobre quem vai aderir e quem não vai estão muitas vezes erradas. Para os doentes com problemas de adesão, as opções a considerar incluem a mudança do doente para uma medicação com uma semi-vida mais longa, a mudança para uma medicação que reduza quaisquer efeitos secundários que o doente esteja a sentir ou a redução da carga de comprimidos do doente, o aconselhamento sobre o tratamento, que pode incluir lembretes por mensagens de texto SMS, a utilização das relações sociais existentes do doente (parceiro de tratamento) como um sistema de apoio adicional para a adesão à medicação também pode ajudar.(33) Mas está provado que oferecer pequenos pagamentos aos doentes em troca da adesão não faz grande diferença nas taxas de adesão(34)

Quadro 4: Factores associados à adesão

Factors Associated With High Adherence Rates:	Factors Associated With Poor Adherence	Strategies for Improving Adherence
•Medications provided at no cost to the patient. •Family, community members, or treatment-supporter engagement in adherence education. •Family-based care if more than one family member is HIV-infected. •Continuous and effective adherence counselling. •Knowledge and understanding of the disease. •Drug regimen simplicity e.g. Fixed drug combination (low pill burden) •Less adverse effects	•High pill burden •Forgetfulness •AIDS Dementia Complex •Depression •Lack of patient education •Inability of patients to identify their medications •Drug toxicity •Severe illness. •Length of treatment •Complexity of the treatment •Perceived benefits versus barriers •Lack of Social support •Substance abuse •Self-efficacy regarding adherence •Cost of treatment and distance to facility	•Treatment education for patients and treatment partners •Treatment-supporter involvement. •Peer health education. •Routine assessment and reinforcement of adherence during follow up •Directly Observed Therapy –where possible •Fixed dose combination •Reminders (e.g. a cell phone, alarm clock) •Convenient monthly packs (Using pill storage boxes.) •Follow up before supplies are exhausted •Positive feedback on health improvements •Address adverse events •Address life-style factors e.g. alcohol abuse •Adapting therapy to the client's lifestyle. •Support groups •Improved social support.

Modelo da Teoria Comportamental:

A Teoria do Comportamento Planeado

A teoria do comportamento planeado (TPB) é uma das teorias comportamentais mais citadas e aplicadas. Adopta uma abordagem cognitiva para explicar o comportamento que se centra nas atitudes e crenças dos indivíduos (35). A Teoria do Comportamento Planeado (TPB) começou como a Teoria da Ação Fundamentada em 1980 para prever a intenção de um indivíduo de se envolver num comportamento num momento e local específicos.

A TPB (36) evoluiu a partir da teoria da ação fundamentada (37), que considerava a intenção de agir como o melhor indicador do comportamento. A intenção é, ela própria, um resultado da combinação de atitudes relativamente a um comportamento.

O TPB é composto por seis construtos que representam coletivamente o controlo real de uma pessoa sobre o seu comportamento.

1. Atitudes - Refere-se ao grau em que uma pessoa tem uma avaliação favorável ou desfavorável do comportamento em causa. Implica uma consideração dos resultados da execução do comportamento.

2. Intenção comportamental - Refere-se aos factores motivacionais que influenciam um determinado comportamento, sendo que quanto mais forte for a intenção de realizar o comportamento, maior será a probabilidade de o comportamento ser realizado.

3. Normas subjectivas - Refere-se à convicção de que a maioria das pessoas aprova ou desaprova o comportamento. Diz respeito às crenças de uma pessoa sobre se os seus pares e as pessoas importantes para ela pensam que ela deve adotar o comportamento e a sua inclinação para as cumprir.

4. Normas sociais - Refere-se aos códigos de comportamento habituais num grupo ou povo ou num contexto cultural mais vasto. As normas sociais são consideradas normativas, ou padrão, num grupo de pessoas.

5. Poder percebido - Refere-se à perceção da presença de factores que podem facilitar ou impedir o desempenho de um comportamento. O poder percebido contribui para a perceção

do controlo comportamental de uma pessoa sobre cada um desses factores.

6. Controlo comportamental percebido - Refere-se à perceção que uma pessoa tem da facilidade ou dificuldade de realizar o comportamento de interesse. O controlo comportamental percebido varia entre situações e acções, o que faz com que uma pessoa tenha percepções diferentes de controlo comportamental consoante a situação. Esta construção da teoria foi acrescentada mais tarde e criou a mudança da Teoria da Ação Fundamentada para a Teoria do Comportamento Planeado. O controlo comportamental percebido é muito semelhante às noções de auto-eficácia (38, 39).

Outros académicos efectuaram várias revisões da TPB (por exemplo, Armitage e Conner 2001; Hardeman et al. 2002; Rutter e Quine 2002; Munro et al. 2007; Nisbet e Gick 2008; Webb et al 2010). Existem várias limitações da TCP, que incluem as seguintes (40):

Limitações da Teoria do Comportamento Planeado

- Pressupõe que a pessoa adquiriu as oportunidades e os recursos para ser bem sucedida na execução do comportamento desejado, independentemente da intenção.
- Não tem em conta outras variáveis que influenciam a intenção e a motivação comportamentais, como o medo, a ameaça, o estado de espírito ou a experiência passada.
- Embora tenha em conta as influências normativas, não tem em conta os factores ambientais ou económicos que podem influenciar a intenção de uma pessoa de adotar um comportamento.
- Parte do princípio de que o comportamento é o resultado de um processo de decisão linear e não considera que pode mudar ao longo do tempo.
- Embora a construção acrescentada do controlo comportamental percebido tenha sido uma adição importante à teoria, não diz nada sobre o controlo real do comportamento.
- O período de tempo entre a "intenção" e a "ação comportamental" não é abordado pela teoria.

O TPB é adequado à previsão do comportamento e à análise retrospetiva do comportamento e tem sido particularmente utilizado no domínio da saúde (41,42). As provas sugerem que o TPB pode prever 20-30% da variação do comportamento provocada pelas intervenções e uma proporção maior da intenção.

Foram registadas fortes correlações entre o comportamento e as atitudes em relação ao comportamento e as componentes de controlo comportamental percebido da teoria.

Até à data, só foram estabelecidas correlações fracas entre o comportamento e as normas subjectivas. No entanto, Armitage e Conner (2001) sugerem que esta falta de correlação forte se deve muito provavelmente à metodologia do estudo e que, em poucos estudos que medem adequadamente as normas subjectivas, podem ser demonstradas relações razoavelmente fortes com o comportamento.

A TCP não é considerada útil ou eficaz em relação ao planeamento e à conceção do tipo de intervenção que resultará numa mudança de comportamento (43, 44).

A utilização da teoria para explicar e prever o comportamento provável pode, no entanto, ser um método útil para identificar influências específicas no comportamento que podem ser objeto de mudança. Como Hardeman et al. (2002: 149) concluem:

'mesmo quando os autores utilizam a TCP para desenvolver partes da intervenção, parecem ver a teoria como mais útil para identificar alvos cognitivos para a mudança do que para oferecer sugestões sobre como essas cognições podem ser mudadas'.

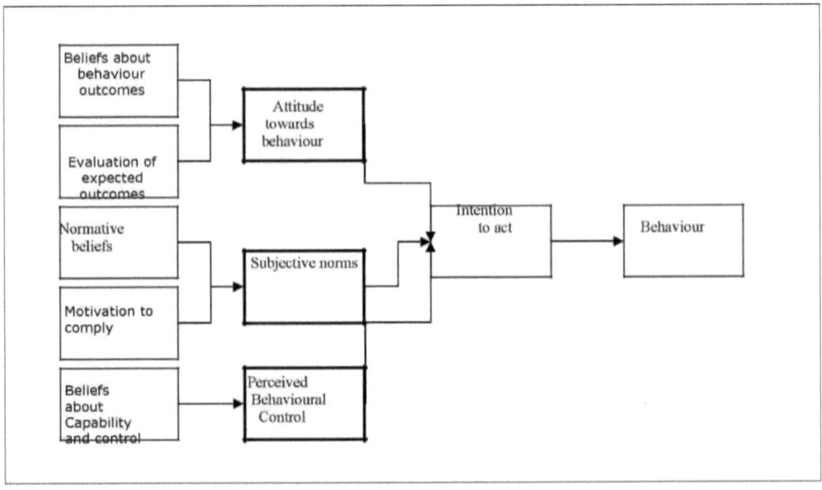

Figura 1. A Teoria do Comportamento Planeado (adaptado de Munro et al. 2007)

O Modelo de Crenças sobre Saúde

O modelo de crenças sobre a saúde (Health Belief Model - HBM) foi desenvolvido no início da década de 1950 por cientistas sociais do Serviço de Saúde Pública dos EUA, a fim de compreender a incapacidade das pessoas para adoptarem estratégias de prevenção de doenças ou testes de rastreio para a deteção precoce de doenças. O modelo de crenças sobre a saúde (HBM) (Hochbaum, 1958; Rosenstock 1966; Becker, 1974; Sharma e Romas, 2012) é um modelo cognitivo que postula que o comportamento é determinado por uma série de crenças sobre ameaças ao bem-estar de um indivíduo e sobre a eficácia e os resultados de determinadas acções ou comportamentos. Por outras palavras, o HBM sugere que a crença de uma pessoa numa ameaça pessoal de uma doença ou enfermidade, juntamente com a crença de uma pessoa na eficácia do comportamento ou da ação de saúde recomendada, irá prever a probabilidade de a pessoa adotar o comportamento.

Existem seis construtos do HBM. Os primeiros quatro construtos foram desenvolvidos como os princípios originais do HBM. Os dois últimos foram acrescentados à medida que as pesquisas sobre o HBM evoluíram.

1. Suscetibilidade percebida - Refere-se à perceção subjectiva de uma pessoa do risco de contrair uma doença ou enfermidade. Há uma grande variação nos sentimentos de vulnerabilidade pessoal de uma pessoa a uma doença ou enfermidade.

2. Gravidade percebida - Refere-se aos sentimentos de uma pessoa sobre a gravidade de contrair uma doença ou enfermidade (ou de deixar a doença ou enfermidade sem tratamento). Há uma grande variação nos sentimentos de gravidade de uma pessoa, e muitas vezes uma pessoa considera as consequências médicas (por exemplo, morte, incapacidade) e sociais (por exemplo, vida familiar, relações sociais) ao avaliar a gravidade.

3. Benefícios percebidos - Refere-se à perceção que uma pessoa tem da eficácia das várias acções disponíveis para reduzir a ameaça de doença ou enfermidade (ou para curar a doença ou enfermidade). O curso de ação que uma pessoa toma para prevenir (ou curar) uma doença ou enfermidade baseia-se na consideração e avaliação tanto da suscetibilidade percebida como dos benefícios percebidos, de tal forma que a pessoa aceitaria a ação de saúde recomendada se esta fosse considerada benéfica.

4. Barreiras percebidas - Refere-se aos sentimentos de uma pessoa sobre os

obstáculos à realização de uma ação de saúde recomendada. Há uma grande variação nos sentimentos de uma pessoa em relação às barreiras, ou impedimentos, que levam a uma análise custo/benefício. A pessoa pondera a eficácia das acções em relação à perceção de que podem ser dispendiosas, perigosas (por exemplo, efeitos secundários), desagradáveis (por exemplo, dolorosas), demoradas ou inconvenientes.

5. Estímulo para a ação - É o estímulo necessário para desencadear o processo de tomada de decisão para aceitar uma ação de saúde recomendada. Estes estímulos podem ser internos (por exemplo, dores no peito, pieira, etc.) ou externos (por exemplo, conselhos de outras pessoas, doença de um familiar, artigo de jornal, etc.). Estas pistas afectam a perceção da ameaça e podem desencadear ou manter o comportamento.

6. Auto-eficácia - Refere-se ao nível de confiança de uma pessoa na sua capacidade de executar com êxito um comportamento. Esta construção foi acrescentada ao modelo mais recentemente, em meados de 1980. A auto-eficácia é um conceito presente em muitas teorias comportamentais, uma vez que está diretamente relacionada com o facto de uma pessoa realizar ou não o comportamento desejado.

Tanto a suscetibilidade percebida, também conhecida como vulnerabilidade percebida, como a gravidade percebida são combinadas como ameaça percebida, que formam o núcleo do HBM, uma vez que está ligada à "prontidão" de uma pessoa para agir. A perceção da capacidade do indivíduo para adotar o comportamento (a sua auto-eficácia) é outra componente fundamental do modelo.

Nisbet e Gick (2008: 297) resumem o modelo da seguinte forma:

Para que o comportamento mude, as pessoas devem sentir-se pessoalmente vulneráveis a uma ameaça para a saúde, considerar as possíveis consequências como graves e ver que a adoção de medidas pode prevenir ou reduzir o risco a um custo aceitável e com poucos obstáculos. Além disso, a pessoa deve sentir-se competente (ter auto-eficácia) para executar e manter o novo comportamento. É necessário um estímulo, interno ... ou externo ..., para garantir que o comportamento efetivo se concretize".

Por outro lado, o oposto de muito disto também é verdade. Quando um indivíduo considera que uma ameaça não é grave ou que ele próprio não é suscetível de a enfrentar, é pouco provável que adopte comportamentos de atenuação. Benefícios baixos e custos elevados podem ter o mesmo impacto.

Há uma série de revisões e resumos do modelo disponíveis por vários trabalhadores, como Janz e Becker, 1984; Harrison et al 1992; Armitage & Conner 2000; ver também Rutter e Quine 2002; Munro et al. 2007; Nisbet e Gick 2008; Webb et al. 2010.

O HBM é mais descritivo do que explicativo, e não sugere uma estratégia para mudar as acções relacionadas com a saúde, sendo mais adequado para explicar ou prever padrões de comportamento. Para uma utilização mais eficaz do modelo, este deve ser integrado noutros modelos que tenham em conta o contexto ambiental e sugiram estratégias de mudança. No entanto, as revisões formais do sítio concluíram que o modelo tem um poder de previsão geralmente fraco, sugerindo que só pode prever cerca de 10% da variação comportamental (Harrison et al.

1992). A literatura sugere que, de entre as componentes do HBM, as barreiras percepcionadas são as mais significativas na determinação do comportamento (Janz e Becker 1984). As duas críticas mais comuns a este modelo são o facto de as suas componentes e as regras sobre as suas inter-relações não estarem bem definidas e (tal como outros modelos cognitivos baseados na escolha racional centrados no indivíduo) o facto de não incluir determinantes sociais, económicas ou inconscientes (por exemplo, habituais) do comportamento, que são geralmente consideradas pelo menos tão importantes como os factores cognitivos pessoais abrangidos pelo modelo.

Jackson 2005:133) explica claramente este último problema:

este modelo [escolha racional] *é inadequado como base para compreender e intervir nos comportamentos humanos por uma série de razões. Em particular, não presta atenção suficiente às normas e expectativas sociais que regem a escolha humana e à natureza habitual e rotineira de muitos comportamentos humanos. Também não reconhece a forma como os consumidores estão presos a padrões de comportamento específicos devido a factores institucionais fora do seu controlo".*

Outras limitações do Modelo de Crenças em Saúde são as seguintes:

- Não tem em conta as atitudes, crenças ou outros factores individuais determinantes que determinam a aceitação de um comportamento de saúde por parte de uma pessoa.
- Não tem em conta os comportamentos que são habituais e que, por isso, podem influenciar o processo de decisão de aceitar uma ação recomendada (por exemplo, fumar).

- Não tem em conta os comportamentos que são realizados por razões não relacionadas com a saúde, como a aceitabilidade social.

- Não tem em conta factores ambientais ou económicos que possam proibir ou promover a ação recomendada.

- Pressupõe que toda a gente tem acesso a igual quantidade de informação sobre a doença ou enfermidade.

- Parte do princípio de que as pistas para a ação são amplamente prevalecentes para encorajar as pessoas a agir e que as acções "saudáveis" são o principal objetivo do processo de tomada de decisão.

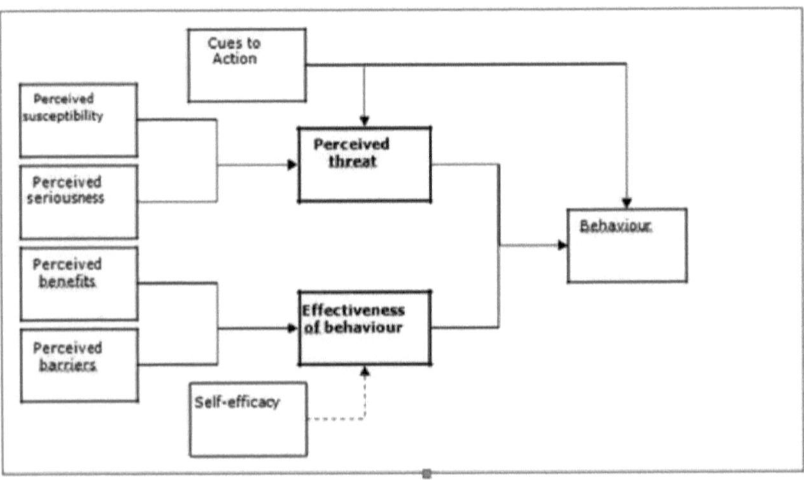

Figura? O Modelo de Crenças sobre Saúde

CAPÍTULO 3
MATERIAIS E MÉTODOS

Tipo de estudo, técnica de recolha de dados: Conceção transversal que envolve um inquérito

Este é um estudo quantitativo, caracterizado como um método transversal, tal como sugerido por Coggon, Barker e Rose (2003) e Trochim e Donnelly (2006). Os estudos transversais (inquéritos) são uma forma útil de recolher informações sobre aspectos importantes relacionados com a saúde, como os conhecimentos, as atitudes, a perceção e as práticas das pessoas. Um estudo transversal é caracterizado como uma epidemiologia descritiva ou observacional instantânea realizada em amostras representativas de uma população para fornecer informações sobre a estimativa da prevalência pontual de estados e condições relacionados com a saúde para demonstrar associações. É importante notar que, uma vez que este tipo de estudo não analisa as tendências temporais, não pode estabelecer o que causa o quê (sequência temporal).

É escolhido um método de investigação transversal porque o estudo visa descrever as caraterísticas de uma população e a relação entre um estado de saúde e outros factores de interesse, tal como existem na população especificada num determinado momento, assumindo que a amostra da população é típica de todo o grupo, sem ter em conta o que pode ter precedido ou precipitado o estado de saúde encontrado no momento do estudo. É impossível estabelecer relações causais ou obter perspectivas fiáveis sobre a história natural da doença a partir do estudo. Um estudo transversal é o mais adequado para avaliar a associação entre a exposição e o resultado numa população em que não existem factores de risco estabelecidos ou documentados. Sugere que muitos processos se desenrolam de forma diferente em contextos diferentes e que os factores contextuais interagem com as caraterísticas socioculturais dos indivíduos na previsão dos resultados.

Os estudos transversais permitiram examinar tanto as variáveis de exposição como as de resultado e proporcionaram a oportunidade de testar simultaneamente as várias hipóteses específicas.

Os investigadores utilizam os estudos transversais principalmente para determinar a prevalência, inferir ou prever a causalidade e fazer com que todas as medições de cada pessoa sejam efectuadas num único momento. As vantagens mais importantes dos estudos transversais são que, em geral, são rápidos, baratos, utilizados para estudar vários resultados e são úteis para identificar associações que podem depois ser estudadas com mais rigor utilizando um estudo de coorte ou um estudo controlado aleatório. O problema dos estudos transversais é diferenciar causa e efeito de uma simples associação. Os estudos transversais não fornecem uma explicação para os resultados. A principal estatística resumida (estimativa pontual) dos estudos transversais é o rácio de probabilidades.

Descrição da zona de estudo

O estudo baseou-se em hospitais/clínicas. Os participantes no estudo foram recrutados nas clínicas de VIH dos hospitais públicos que oferecem serviços de cuidados e tratamento do VIH nos estados de Ondo e Ekiti, no sudoeste da Nigéria. Estes dois estados são semelhantes pelo facto de serem maioritariamente povoados pela tribo Yoruba, que fala a mesma língua nativa e tem as mesmas práticas socioculturais. Esta parte do país tem também a taxa de literacia mais elevada da Nigéria. Os sistemas de saúde dos dois estados também são semelhantes. Os serviços de tratamento do VIH em todos os hospitais que participaram no estudo estavam a ser apoiados pelo projeto PEPFAR patrocinado pelo governo dos EUA. As unidades de saúde incluídas eram centros de saúde secundários e terciários.

População do estudo:

1) Pessoas que vivem com a infeção pelo VIH (PVHIV)

2) Pessoas sem infeção por VIH/SIDA.

3) Pessoas com estatuto VIH desconhecido

Áreas de amostragem: Hospitais públicos nos estados de Ondo e Ekiti.

Amostra e técnica de amostragem: Foi utilizada uma amostragem probabilística envolvendo uma amostragem aleatória sistemática. Esta técnica permitiu-nos obter uma amostra de uma grande população na Nigéria. Utilizando este modelo ou técnica de amostragem, a ferramenta de inquérito foi utilizada para amostrar 1 em cada 5 participantes. Tomou-se o cuidado de evitar a reamostragem ou a amostragem múltipla do mesmo indivíduo.

Tamanho da amostra: 405 pessoas foram recrutadas para este estudo. A dimensão da amostra foi calculada em linha utilizando a fórmula em linha do pacote estatístico raosoft:

Dimensão da amostra n = N x/((N-1)E2 + x)) (17).

Foram assumidos os seguintes pressupostos: limite de confiança (c) de 95%; margem de erro (E) de 5%; dimensão da população (N) de 20 000; e distribuição de respostas (r) de 50%, x = Z(c/100)2r(100-r) .

Isto dá uma dimensão de amostra de 377 (aproximadamente 378). Com uma margem de 7%, obtém-se um recrutamento de 405 pessoas.

Método de amostragem: O tamanho total da amostra de 405 pessoas foi dividido em 225 infectadas pelo VIH, 153 seronegativas e 27 pessoas com estatuto de VIH desconhecido atendidas nas unidades de saúde do estudo. O rácio é de 1:1,5 entre participantes do estudo infectados e não infectados pelo VIH. Foi utilizada uma técnica de amostragem sistemática para obter uma amostra de 1 em cada 5 pacientes atendidos nas clínicas do estudo.

Critérios de inclusão: Para serem elegíveis para participar neste inquérito, os potenciais participantes tinham de:

1. OS DOENTES INFECTADOS PELO VIH doentes infectados com VIH
2. PACIENTES COM VIH pacientes negativos
3. VIHestatuto desconhecido
4. Ser residentes na Nigéria nos últimos 6 meses
5. Compreender e falar inglês
6. Adultos com idade não inferior a 18 anos
7. Homem ou mulher
8. Fornecer consentimento informado voluntário

Critérios de exclusão: A participação foi restringida a indivíduos que eram:

a. Não é mentalmente capaz de dar uma resposta

b Anteriormente objeto de amostragem através do mesmo questionário

Conceção do instrumento de estudo:

Foi utilizado um questionário estruturado para recolher as informações e os dados necessários para esta investigação. A fiabilidade e a validade do questionário foram testadas num estudo-piloto e sujeitas a revisão por peritos na matéria.

A escolha da metodologia de investigação, sendo um método transversal com o objetivo de adquirir conhecimentos sobre a adesão à HAART entre os residentes nigerianos, também informou a utilização do questionário como instrumento de investigação.

Os questionários contêm perguntas como dados biográficos, dados demográficos, estado de infeção pelo VIH, duração da infeção pelo VIH, utilização de terapia antirretroviral altamente ativa (HAART), adesão à TAR, parceiros de tratamento, risco de infeção pelo VIH, factores que afectam a adesão, etc

Formação dos assistentes de investigação: Os entrevistadores receberam formação adequada para garantir a compreensão do estudo de investigação e do questionário. Receberam também formação para serem coerentes no processo de administração do questionário, no estilo de colocar as perguntas, nas indicações e na interação com os inquiridos.

Pilotagem do questionário: Os questionários foram testados num local pré-determinado fora dos estados selecionados para o estudo, a fim de avaliar a precisão (fiabilidade) e a exatidão (validade) do inquérito e verificar se as perguntas eram aceitáveis e compreensíveis para o grupo-alvo. Os questionários foram então padronizados com o feedback dos testes-piloto.

Administração do questionário:

A utilização de questionários administrados pelo entrevistador para os participantes teve como objetivo assegurar a uniformidade na compreensão das perguntas e no preenchimento de todos os campos obrigatórios dos questionários. A administração foi efectuada nas clínicas de VIH das unidades de saúde participantes, nos dias de atendimento. O recrutamento foi voluntário e foi obtido o consentimento verbal dos participantes antes do início do estudo, depois de lhes ter sido explicada toda a informação detalhada sobre o objetivo do estudo

O conteúdo dos questionários foi explicado na língua que os participantes melhor compreendem.

Incentivos: Não foi dado qualquer incentivo aos participantes para participarem no estudo.

Análise e gestão da recolha de dados

Recolha de dados: Os dados quantitativos foram recolhidos através de questionários administrados por entrevistadores aos inquiridos. Os questionários preenchidos foram recolhidos tal como foram apresentados pelos assistentes de investigação. A limpeza, a triagem e a codificação dos dados foram efectuadas para verificar a sua exaustividade, a fim de assegurar a boa qualidade dos dados.

Armazenamento de dados: todos os dados em papel foram devidamente armazenados num compartimento fechado à chave por razões de confidencialidade e segurança. Foi também mantida uma base de dados em papel como cópia de segurança.

Mecanismos de garantia da qualidade dos dados (DQA): Foi efectuada diariamente uma verificação no local dos questionários preenchidos como parte da verificação dos dados para evitar erros. Outros níveis de garantia da qualidade dos dados no estudo incluem verificações no ponto de introdução de dados e a utilização de opções de lista pendente pré-preenchidas para o modelo de dados de acesso desenvolvido para a introdução de dados. Esta estratégia de GQD assegurou a manutenção da qualidade dos dados durante a recolha, transferência, compilação, análise e armazenamento dos dados. Os dados atrasados, em falta e incompletos também foram resolvidos durante esta fase.

Análise de dados:

Este estudo foi efectuado com o objetivo de determinar se existe ou não uma associação entre o resultado (Adesão à HAART) e as variáveis preditoras/independentes. A análise dos dados foi efectuada utilizando o software Statistical Package for the Social Sciences (SPSS) for Windows versão 20.0 (SPSS Inc; Chicago, IL, EUA). Foram geradas contagens de frequência para todas as variáveis e o teste estatístico de significância foi realizado com o teste do qui-quadrado. A significância foi fixada em $P < 0,05$.

Pontos fortes e pontos fracos (vantagens e limitações) do método utilizado:

O estudo limita-se aos residentes na Nigéria, uma população heterogénea. As conclusões sobre a amostra aleatória serão representativas das pessoas que responderam ao inquérito e não do conjunto dos residentes na Nigéria. É provável que os inquiridos dêem as respostas socialmente aceitáveis e respostas incompletas, tendo em conta o questionário sensível e a posição socioeconómica percebida.

Como se trata de uma análise transversal, o estudo não tem uma sequência temporal suficiente, o que não permite estimar qualquer associação causal. Além disso, os resultados podem estar sujeitos a um potencial viés de seleção, uma vez que as mulheres e os homens que se recusaram a participar no inquérito podem ser diferentes dos

inquiridos no que respeita à adesão à TARV. A exatidão do estudo depende da autenticidade das respostas dadas pelos participantes. A informação e o enviesamento seletivo são potenciais limitações deste estudo.

Apesar destas limitações, esta investigação teve pontos fortes, incluindo (a) a utilização de uma estimativa pontual exacta (razão de probabilidades de prevalência) para examinar a associação entre as variáveis independentes e dependentes, que não inflaciona o tamanho do efeito em comparação com a razão de probabilidades, e (b) a capacidade de identificar determinantes/factores de risco da adesão à HAART numa amostra de residentes nigerianos, que, tanto quanto sabemos, não foram estudados nem documentados.

O método de investigação do inquérito transversal é adequado para gerar a razão de probabilidades de prevalência (ROP). Além disso, este estudo tinha poder estatístico suficiente para testar as hipóteses, tendo em conta os planos para uma dimensão razoável da amostra.

Considerações éticas: Foi obtida a aprovação ética com o número de protocolo (ERC/2016/03/02/10B) do comité IRB do Federal Teaching Hospital, Ado ekiti, estado de Ekiti, sudoeste da Nigéria

CAPÍTULO 4

RESULTADOS E DISCUSSÃO

RESULTADOS

Tabela 1: Demografia dos inquiridos

Gender		Frequency	Percent
	Female	291	71.9
	Male	114	28.1
	Total	405	100.0
Marital Status		Frequency	Percent
	Co-Habiting	4	1.0
	Divorced	21	5.2
	Legally Married	263	64.9
	Single	103	25.4
	Widowed	14	3.5
	Total	405	100.0
Highest educational level		Frequency	Percent
	No Formal Education	15	3.7
	Primary Education	52	12.8
	Some Secondary School	61	15.1
	Post Secondary School Graduate	50	12.3
	Some Post Secondary	110	27.2
	Secondary School Graduate	94	23.2
	Postgraduate	23	5.7
	Total	405	100.0
Employment status		Frequency	Percent
	Employed	234.0	57.8
	Retired	6	1.5
	Student	38	9.4
	Unemployed	127	31.4
	Total	405	100.0
Religion		Frequency	Percent
	Christianity	367	90.6
	Muslim	38	9.4
	Total	405	100.0

Tab.2: Estatuto de VIH dos inquiridos

	HIV Status of Respondents			Total
	Unknown HIV status	HIV Negative	HIV Positive	
	27(6.7%)	153(37.8%)	225(55.6%)	405

Tab.3 Estado de VIH vs. Nível de adesão à TARV

If you had HIV, how faithfully will you take the HAART?		HIV status			Total
		Unknown	HIV Negative	HIV Positive	
P=0.050	Faithful (85-94%)	11(40.7%)	64(41.8%)	111(49.3%)	186
	Unfaithful (< 85%)	7(25.9%)	22(14.4%)	19(8.4%)	49
	Very Faithful (≥ 95%)	9(33.4%)	67(43.8%)	95(42.3%)	170
Total		27(100%)	153(100%)	225(100%)	405

Nota:

Consumo muito fiel do medicamento =Excelente adesão

Consumo fiel de medicamentos = Adesão moderada Consumo infiel de medicamentos = Adesão injusta

Quadro 4: Factores que afectam a adesão à HAART entre os nigerianos que vivem com o VIH/SIDA

		Adherence to HAART				Total
		No	Percent	Yes	Percent	
Religion(P=0.913)	Christianity	38	90%	164	90%	202
	Muslim	4	10%	19	10%	23
Total		42	100	183	100	225
		Adherence to HAART				Total
		No	Percent	Yes	Percent	
Monthly income (P=0.195)	<N30,000.00	19	45%	84	46%	103
	N30,000-N50,000	8	19%	25	14%	33
	N50,000 or more	0	0%	33	18%	33
	No Income	15	36%	41	22%	56
Total		42	100%	183	100%	225
		Adherence to HAART				Total
		No	Percent	Yes	Percent	
Highest Educational Level (P=0.769)	No Formal Education	11	26%	23	13%	34
	Post-Secondary graduate	7	17%	18	10%	25
	Postgraduate	2	5%	11	6%	13
	Primary	7	17%	30	16%	37
	Secondary School Graduate	4	10%	35	19%	39
	Some Post- Secondary	5	12%	36	20%	41
	Some Secondary School	6	14%	30	16%	36
Total		42	100%	183	100%	225
		Adherence to HAART				Total
		No	Percent	Yes	Percent	
Marital status(P=0.696)	Co-Habiting	7	17%	26	14%	33
	Divorced	2	5%	2	1%	4
	Married	19	45%	102	56%	121
	Separated	0	0%	5	3%	5
	Single	9	21%	42	23%	51
	Widowed	5	12%	6	3%	11
Total		42	100%	183	100%	225
		Adherence to HAART				Total
		No	Percent	Yes	Percent	
Gender (P=0.772)	Female	33	79%	146	80%	179
	Male	9	21%	37	20%	46
Total		42	100%	183	100	225
		Adherence to HAART				Total
		No	Percent	Yes	Percent	
Money will help me adhere (P=0.262)	Dont Know	6	14%	31	17%	37
	No	12	29%	71	39%	83
	Yes	24	57%	81	44%	105
Total		42	100	183	100	225
		Adherence to HAART				Total
		No	Percent	Yes	Percent	
Time will help me to adhere (P=0.419)	Don't Know	5	12%	32	17%	37
	No	2	5%	20	11%	22
	Yes	35	83%	131	72%	166
Total		42	100	183	100	225
		Adherence to HAART				Total
		No	Percent	Yes	Percent	
Support from others will help me to adhere (P=0.006)	Don't Know	10	24%	38	21%	48
	No	4	10%	35	19%	39
	Yes	28	67%	110	60%	138
Total		42	100%	183	100%	225
		Adherence to HAART				Total
		No	Percent	Yes	Percent	
Access to medication will help me to adhere(P=0.230)	Don't Know	9	21%	34	19%	43
	No	2	5%	11	6%	13
	Yes	31	74%	138	75%	169
Total		42	100%	183	100%	225
		Adherence to HAART				Total
		No	Percent	Yes	Percent	
Assurance of ethical standards in the health care system (P=0.995)	Agree	36	86%	150	82%	186
	Disagree	1	2%	3	2%	4
	Don't Know	5	12%	30	16%	35
Total		42	100%	183	100%	225
		Adherence to HAART				Total
		No	Percent	Yes	Percent	
Assurance of confidentiality of information (P=0.541)	Agree	36	86%	142	77.6%	178
	Disagree	2	4%	5	2.6%	7
	Don't Know	4	10%	36	19.7%	40
Total		42	100%	183	100.0%	225

Quadro 5: Razões para a não adesão à HAART entre os doentes com VIH

The medication is bitter to taste		Frequency	Percent
P=0.001	Don't Know	20	8.9%
	No	159	70.7%
	Yes	46	20.4%
	Total	225	100%
I forgot		Frequency	Percent
P=0.000	Don't Know	14	6.2%
	No	89	39.6%
	Yes	122	54.2%
	Total	225	100%
The medication cocktail is too cumbersome		Frequency	Percent
P=0.000	Don't Know	15	6.7%
	No	106	47.1%
	Yes	104	46.2%
	Total	225	100%
Stigma associated with HIV patients		Frequency	Percent
P=0.001	Don't Know	16	7.1%
	No	56	24.9%
	Yes	153	68%
	Total	225	100%
The treatment is not accessible		Frequency	Percent
P=0.000	Don't Know	11	4.9%
	No	168	74.7%
	Yes	46	20.4%
	Total	225	100%
HIV is a hoax (practical joke, deception, fraud, trick		Frequency	Percent
P=0.081	Don't Know	17	7.6%
	No	166	73.8%
	Yes	42	18.7%
	Total	225	100
I have seen someone with HIV infection		Frequency	Percent
P=0.041	Don't Know	17	7.6%
	No	47	20.9%
	Yes	161	71.6%
	Total	225	100%
To avoid discrimination		Frequency	Percent
P=0.001	Don't Know	15	6.7%
	No	81	36%
	Yes	129	57.3%
	Total	225	100%
HIV has no treatment		Frequency	Percent
P=0.001	Don't Know	12	5.3%
	No	161	71.6%
	Yes	52	23.1%
	Total	225	100%
HIV has no cure		Frequency	Percent
P=0.000	Don't Know	13	5.8%
	No	56	24.9%
	Yes	156	69.3%
	Total	225	100%

Tabela 6: Probabilidade de adesão à TARV com base no estado de VIH dos inquiridos utilizando a Teoria do Comportamento Planeado -TPB

Likelihood of HAART adherence		HIV status						Total
		Unknown		HIV Negative		HIV Positive		
P=0.000	Don't Know	15	55.6%	67	43.8%	43	19.2%	125
	Likely	5	18.5%	61	39.9%	86	38.2%	152
	Unlikely	0	0%	2	1.3%	4	1.8%	6
	Very Likely	7	25.9%	22	14.4%	91	40.4%	120
	Very Unlikey	0	0%	1	0.7%	1	0.4%	2
Total		27	100%	153	100%	225	100%	405
Intention to adhere to HAART		HIV status						Total
		Unknown		HIV Negative		HIV Positive		
P=0.000	Dont Know	3	11.1%	45	29.4%	20	8.9%	68
	No	0	0%	4	2.6%	10	4.4%	14
	Yes	24	88.9%	104	68%	195	86.7%	323
Total		27	100%	153	100%	225	100%	405

Tabela 7: Previsão da adesão entre as PVVIH utilizando a teoria do comportamento planeado

		HAART Adherence				Total
		No	Percent	Yes	Percent	
I can set realistic goals/objectives for HAART adherence (P=0.263)	Don't Know	2	5%	10	5%	12
	No	1	3%	9	5%	10
	Yes	37	93%	166	90%	203
Total		40	100%	185	100%	225
		HAART Adherence				
I can meet set realistic goals/objectives for HAART Adherence (P=0.994)		Yes	Percent	No	Percent	
	Don't Know	1	2.5%	12	6%	13
	No	1	2.5%	7	4%	8
	Yes	38	95%	166	90%	204
Total		40	100	185	100%	225
		HAART Adherence				Total
		No	Percent	Yes	Percent	
How determined are you to adhere medications ?(P=0.953)	Not at all determined	0	0%	1	1%	1
	Not so determined	0	0%	3	2%	3
	No Response	8	19%	21	11%	29
	Determined	10	24%	70	38%	80
	I Don't Know	2	5%	4	2%	6
	Not so determined	0	0%	3	2%	3
	Very Determined	22	52%	81	44%	103
Total		42	100%	183	100%	225
		HAART Adherence				Total
		No	Percent	Yes	Percent	
I have self-discipline to adhere to HAART (P=0.655)	Don't Know	2	5%	8	4%	10
	Agree	14	35%	89	48%	103
	Disagree	0	0%	6	3%	6
	Don't Know	2	5%	12	6%	14
	Strongly Agree	22	55%	70	38%	92
Total		40	100%	185	100%	225

Tabela 8(i): Explicação da adesão entre as PVVIH usando o modelo de crença na saúde (HBM)

Believe that adherence to HAART improves HIV patient's health condition		Adherence to HART				Total
		No	%	Yes	%	
P=0.004	Don't Know	4	10%	8	4%	12
	Disagree	2	5%	4	2%	6
	Agree	10	25%	86	46%	96
	Strongly Agree	23	58%	85	46%	108
	Strongly Disagree	1	3%	2	1%	3
Total		40	100	185	100	225
Adherence to HIV medication is feasible in the Nigerian context		Adherence to HAART				
		No	%	Yes	%	Total
P=0.000	Agree	11	28%	122	66%	133
	Disagree	0	0%	1	1%	1
	Don't Know	12	30%	10	5%	22
	Strongly Agree	16	40%	51	28%	67
	Strongly Disagree	1	3%	1	1%	2
Total		40	100	185	100	225
Refusal to adhere to HAART is a serious health risk for the HIV patient		Adherence to HAAR T				
		No	%	Yes	%	Total
P=0.000	Don't Know	5	13%	6	3%	11
	Agree	8	20%	125	68%	133
	Disagree	1	3%	5	3%	6
	Strongly Agree	25	63%	49	26%	74
	Strongly Disagree	1	3%	0	0%	1
Total		40	100	185	100	225
Non-adherence to HAART is life threatening for the HIV patient		Adherence to HAART				
		No	%	Yes	%	Total
P=0.000	Don't Know	8	20%	26	14%	34
	Agree	11	28%	86	46%	97
	Disagree	0	0%	4	2%	4
	Strongly Agree	20	50%	67	36%	87

	Strongly Disagree	1	3%	2	1%	3
Total		40	100	185	100	225
Non-adherence to HAART lead to AIDS faster		Adherence to HAART				
		No	%	Yes	%	Total
P=0.000	Don't Know	21	53%	49	26%	70
	False	5	13%	6	3%	11
	True	14	35%	130	70%	144
Total		40	100	185	100	225
Consequences of non-adherence to HAART are severe		Adherence to HAART				
		No	%	Yes	%	Total
P=.000	Don't Know	7	18%	11	6%	18
	Agree	13	33%	120	65%	133
	Disagree	3	8%	6	3%	9
	Strongly Agree	16	40%	45	24%	61
	Strongly Disagree	1	3%	3	2%	4
Total		40	100	185	100	225
Adherence to HAART is beneficial		Adherence to HAART				
		No	%	Yes	%	Total
P=0.000	Don't Know	9	33%	7	4%	11
	Agree	13	33%	110	59%	123
	Disagree	0	0%	1	1%	1
	Strongly Agree	18	45%	65	35%	83
	Strongly Disagree	0	0%	2	1%	2
Total		40	111	185	100	225

Tabela 8(ii): Explicação da adesão entre as PVVIH usando o modelo de crença na saúde (HBM)

Believe that there is risk of developing AIDS even while adhering to HAART faithfully		Adherence to HAART				Total
		No	%	Yes	%	
P=0.007	Don't Know	11	28%	68	37%	79
	Agree	6	15%	28	15%	34
	Disagree	6	15%	30	16%	36
	Strongly Agree	1	3%	20	11%	21
	Strongly Disagree	16	40%	39	21%	55
Total		40	100	185	100	225
Believe that taking HAART is risky		Adherence to HAART				Total
		No	%	Yes	%	
P=0.006	Don't Know	12	30%	32	17%	44
	No	14	35%	125	68%	139
	Yes	14	35%	28	15%	42
Total		40	100	185	100	225
I believe in the genuineness of HAART		Adherence to HAART				Total
		No	%	Yes	%	
P=0.000	Don't know	5	13%	8	4%	13
	No	3	8%	8	4%	11
	Yes	32	80%	169	91%	201
Total		40	100	185	100	225
Adhering to HAART is a good idea		Adherence to HAART				Total
		No	%	Yes	%	
P=0.000	Don't Know	1	3%	4	2%	5
	Disagree	3	8%	5	3%	8
	Agree	14	35%	76	41%	90
	Strongly Agree	22	55%	99	54%	121
	Strongly Disagree	0	0%	1	1%	1
Total		40	100	185	100	225

Caraterísticas sociodemográficas dos inquiridos (Quadro 1).

Foram administrados cerca de 420 questionários aos inquiridos e 405 foram completamente preenchidos, limpos e recolhidos para análise. Isto representa uma taxa de resposta de 96%. Dos 405 inquiridos, 72% eram do sexo feminino e 28% do sexo masculino, a maioria dos 65% eram casados, seguidos de 25% que ainda eram solteiros. Os níveis de escolaridade mais elevados mais comuns foram o ensino pós-secundário (27%), o ensino secundário (23%), algum ensino secundário (15%) e o ensino primário (12,8%). Apenas 5,7% tinham ensino pós-secundário e 3,7% não tinham qualquer educação formal. Mais de metade (57%) estavam empregados e a proporção de desempregados era de cerca de 31%. A maioria era de fé cristã (90,6%), seguida dos adeptos da fé islâmica (9,4%).

Estado de VIH dos inquiridos (Quadro 2).

Do total de 420 inquiridos, cerca de 225 (55,6%) estavam infectados pelo VIH (PVHIV), 153 (37,8%) eram seronegativos e 27 (6,7%) não conheciam o seu estado de VIH.

Estado do VIH vs Nível de adesão à TARV (Tabela 3).

Comparando o nível de adesão à HAART entre as três categorias de inquiridos com base no seu estado de VIH, 42% dos inquiridos VIH positivos têm um excelente nível de adesão ($\geq$ 95% de adesão), 49% têm um nível de adesão moderado (85-94% de adesão), enquanto 8% têm um nível de adesão razoável (<85%).Entre os doentes seronegativos, 44% teriam uma adesão excelente, 42% uma adesão moderada e 14% uma adesão razoável se alguma vez fossem infectados pelo VIH (Tabela 3). Entre os clientes com estatuto VIH desconhecido, cerca de 40,7% têm uma adesão moderada, 33,4% têm uma adesão excelente e 25,9% têm uma adesão razoável se fossem infectados pelo VIH.

Factores que afectam a adesão à HAART entre os nigerianos que vivem com VIH/SIDA (Quadro 4).

A percentagem de PVVIH que aderem à TARV e de PVVIH que não aderem à TARV é a mesma entre os inquiridos cristãos (90%, 90%) e entre os inquiridos muçulmanos (10%, 10%). 46% das PVV que auferem menos de N30.000 (83USD) de rendimento mensal aderem à TARV, para além desta categoria, as percentagens das que aderem à TARV aumentam à medida que o montante do rendimento mensal diminui (Sem rendimento-22%; N30.000-N50.000:18%, N50.000 (140USD) ou mais-14%).A proporção mais elevada (20%) de PVVIH que aderem à TARV tem alguma formação pós-secundária, seguida das que têm formação secundária (19%), das que têm alguma formação secundária (16%) e das que têm formação primária (16%). As PVVIH com formação pós-secundária representam as fracções mais baixas das que aderem (6%) e das que não aderem (5%) à TARV. A maioria das PVVIH que aderiram são casadas (56%), do mesmo modo que uma elevada proporção das que não aderiram também são casadas (45%). Os divorciados representam a menor fração das que aderiram (1%) e das que não aderiram (5%). A proporção de PVVIH solteiras é quase a mesma entre as que aderem à HAART (23%) e as que não aderem à HAART (21%). Há uma distribuição igual de homens e mulheres entre as PVVIH que aderem à HAART (20%:80%) e as que não aderem à HAART. 44% das que aderem e 57% das que não aderem acreditam que ter mais fundos as ajudará a aderir melhor. A maior parte das PVVIH que aderiram (72%) e das que não aderiram (83%) acreditam que ter mais tempo dedicado ao consumo de medicamentos ajudará a melhorar a adesão. 60% das que aderiram e 67% das que não aderiram acreditam que ter apoio psicossocial de outras pessoas ajudará a melhorar a adesão à HAART. A maioria das PVVIH (75%) que aderem e as que não aderem (74%) acreditam que o acesso a medicamentos ARV irá melhorar o seu nível de adesão. As garantias de padrões éticos de prática entre os profissionais de saúde melhorarão a adesão entre 86% das PVVIH que aderem e 82% entre as que não aderem atualmente, enquanto as garantias de confidencialidade da informação melhorarão a adesão entre 86% das PVVIH que aderem atualmente e 78% das que não aderem atualmente.

Razões para a não adesão à HAART entre os doentes com VIH (Quadro 5).

Entre a lista de razões apresentadas para a não adesão à TARV, o sabor amargo representou 20%, o esquecimento 54%, o cocktail de medicamentos complicado 46%, o estigma 68%, o tratamento inacessível 20%, a convicção de que o VIH é uma farsa 18%, para evitar a discriminação 57% e a convicção de que o VIH não tem tratamento (23%).

Probabilidade de adesão à TARV com base no estado de VIH dos inquiridos utilizando a teoria do comportamento planeado -TPB (Quadro 6)

40,4% dos pacientes infectados pelo VIH têm grande probabilidade de aderir à TARV, seguidos de 25,9% dos pacientes com estatuto VIH desconhecido, enquanto apenas 14,4% dos pacientes com estatuto VIH negativo têm grande probabilidade de aderir à TARV se forem infectados pelo VIH. Os inquiridos das 3 categorias do estado de VIH têm proporções muito baixas (0-1%) de inquiridos que muito provavelmente não adeririam à TARV. Cerca de 88,8% dos inquiridos com estatuto VIH desconhecido têm intenção de aderir se forem infectados pelo VIH, enquanto 86,7% dos já infectados pelo VIH têm intenção de aderir e apenas 68% dos inquiridos com estatuto VIH negativo confirmado afirmaram que adeririam se fossem infectados pelo VIH. As proporções de inquiridos que não têm intenção de aderir à TARV variam entre 0% para os inquiridos com estatuto desconhecido, 2,6% para os inquiridos com estatuto VIH negativo e 4,4% para os inquiridos com infeção por VIH já diagnosticada.

Previsão da adesão entre as PVVIH utilizando a teoria do comportamento planeado (Tabela 7)

Entre os doentes que vivem com o VIH, cerca de 93% dos que não aderem à HAART e 90% dos que aderem à HAART conseguem definir metas/objectivos realistas para a adesão à HAART. Assim, a capacidade de definir metas e objectivos realistas não está associada à adesão à HAART (P=0,263). Além disso, cerca de 94% e 90% das PVV entrevistadas com antecedentes de não adesão e adesão, respetivamente, conseguem atingir metas/objectivos realistas para a adesão à HAART (P=0,994), o que implica que a capacidade de atingir metas/objectivos realistas para a adesão à HAART não tem qualquer efeito na adesão efectiva. Cerca de metade (52%) dos doentes que não são aderentes têm determinação para aderir, enquanto apenas 44% dos que são aderentes afirmam ter determinação para aderir. Mais doentes (55%) que não são aderentes à HAART afirmam atualmente ter autodisciplina para aderir à HAART, enquanto apenas 38% dos que aderem à HAART têm autodisciplina para aderir (P=0,655), o que significa que ter autodisciplina para aderir à HAART não está associado à adesão à HAART.

Explicação da adesão entre as PVVIH utilizando o Modelo da Crença na Saúde (HBM) (Tabela 8) Cerca de 58% e 46% dos pacientes não aderentes à HAART e aderentes à HAART, respetivamente, acreditam firmemente que a adesão à HAART melhora o estado de saúde do doente com VIH (P=0,004). Enquanto 66% das PVVIH que aderiram à HAART acreditam que a adesão à medicação para o VIH é viável no contexto nigeriano, apenas 48% das que não aderiram à HAART acreditam firmemente que esta crença também existe (P=0,00). Cerca de 68% dos doentes aderentes e 63% dos doentes não aderentes concordam e concordam fortemente, respetivamente, que a recusa em aderir à HAART constitui um risco grave para a saúde do doente com VIH (P=0,00). Cerca de 46% e 50% das PVV aderentes e não aderentes à HAART concordam e concordam fortemente, respetivamente, que a não adesão à HAART constitui uma ameaça para a vida do doente com VIH (P=0,00).Cerca de 70% das PVVIH que aderiram à HAART concordam que a não adesão à HAART pode levar à SIDA mais rapidamente, enquanto apenas 35% das que não aderiram à HAART concordam com esta afirmação (P=0,00). Cerca de 65% das PVVIH que aderiram à HAART concordam que as consequências da não adesão à HAART são graves, enquanto apenas 40% das que não aderiram à HAART acreditam firmemente nisso (P=0,00).00).Quase 59% das PVVIH que aderem à HAART concordam que a adesão à HAART é benéfica, enquanto cerca de 45% das que não aderem à HAART concordam fortemente que a adesão à HAART é benéfica

(P=0,00).

Cerca de 40% das PVVIH que não aderem à HAART concordam fortemente que existe o risco de desenvolver SIDA mesmo quando aderem fielmente à HAART, enquanto apenas 21% das PVVIH que aderem à HAART concordam com essa crença (P=0,00).

35% das PVVIH que não são aderentes à TARV concordam que tomar a TARV é arriscado e 35% desta mesma categoria discordam desta opinião. Por outro lado, uma proporção mais elevada (65%) das PVVIH que aderiram à TARV discorda que a TARV seja arriscada e uma fração menor de 15% concorda que a TARV pode ser arriscada (P=0,00). Uma maior proporção de PLHIV aderentes (90%) e não aderentes (80%) acredita na genuinidade da HAART (P=0,00). Cerca de metade das PVVIH aderentes (54%) e não aderentes (55%) concordam que aderir à HAART é uma boa ideia (P=0,00).

DISCUSSÕES

Foram administrados cerca de 420 questionários aos inquiridos e 405 foram completamente preenchidos, limpos e recolhidos para análise. Isto representa uma taxa de resposta de 96%. Dos 405 inquiridos, 72% eram do sexo feminino e 28% do sexo masculino, a maioria dos 65% eram casados, seguidos de 25% que ainda eram solteiros. Mais de metade (57%) estavam empregados e os desempregados eram cerca de 31%. A maioria era de fé cristã (91%). Esta distribuição demográfica é um reflexo da população geral na parte sudoeste do país, onde a maior proporção da população é de fé cristã e o nível de alfabetização é muito elevado em comparação com as outras partes.

No que diz respeito ao estado de VIH, cerca de 225 (55,6%) estavam infectados pelo VIH (PVHIV), 153 (37,8%) eram seronegativos e 27 (6,7%) não sabiam o seu estado de VIH. Esta prevalência de infeção por VIH foi tão elevada entre os inquiridos devido ao método de amostragem deliberado de seleção de clientes seropositivos nas clínicas de VIH dos centros de estudo.

Comparando o nível de adesão à HAART entre as três categorias de inquiridos com base no seu estado de VIH, 42% dos inquiridos VIH positivos têm um excelente nível de adesão (≥ 95% de adesão), 49% têm um nível de adesão moderado (85-94% de adesão), enquanto 8% têm um nível de adesão razoável (<85%).Entre os pacientes VIH negativos, 44% teriam uma adesão excelente, 42% uma adesão moderada e 14% uma adesão razoável se alguma vez fossem infectados pelo VIH (Tabela 3). Entre os clientes com estatuto VIH desconhecido, cerca de 40,7% têm uma adesão moderada, 33,4% têm uma adesão excelente e 25,9% têm uma adesão razoável se fossem infectados pelo VIH. A menor proporção de inquiridos seropositivos tem uma adesão razoável em comparação com as outras duas categorias. Esta tendência pode ser explicada pelo facto de os clientes seropositivos entrevistados para este estudo já estarem inscritos no programa de TARV, onde lhes foi ensinada a importância da adesão à TARV e, provavelmente, até já a experimentaram, ao contrário dos seronegativos e daqueles com estatuto de VIH desconhecido, que ainda não foram expostos a essa educação. No entanto, esta associação observada entre o estado de VIH e o nível de adesão é estatisticamente significativa (P=0,050).

Analisando as caraterísticas das PVVIH que aderem à TARV e as que não aderem, não se registou uma diferença significativa nas crenças religiosas (P>0,01). Relativamente aos rendimentos pessoais mensais, os utentes sem rendimentos e os que ganham entre N30.000 e N50.000 por mês têm menos probabilidades de aderir à TARV, enquanto os que ganham menos de N30.000 e os que ganham mais de N50.000 por mês aderem melhor. Esta diferença, no entanto, não foi estatisticamente significativa (P>0,05). Enquanto mais utentes sem instrução (27%), com instrução primária (17%) e com instrução pós-secundária (17%) têm mais probabilidades de não aderir à HAART, mais utentes que aderem têm alguma instrução secundária (16%), têm diploma do ensino secundário (19%), alguma instrução pós-secundária (20%) e pós-graduação (6%). A maioria dos clientes que não aderem à HAART são casados (45%), seguidos dos solteiros (21%), tendo sido observada uma tendência semelhante entre as PVV que aderiram à HAART (casados - 56%, solteiros - 23%). A maioria dos que aderem (44%) e dos que não aderem (57%) considera que ter mais dinheiro melhorará o seu nível de adesão. Também acreditam que ter mais tempo melhorará a sua adesão. A maioria dos doentes atualmente aderentes (60%) e dos não aderentes (67%) acredita que ter apoio (psicossocial) de outros melhorará os seus níveis de adesão, o que foi estatisticamente significativo (P=0,01). Também a maioria dos utentes de ambos os grupos (Aderentes-75%, Não aderentes-74%) acredita que o acesso à HAART melhorará o seu nível de adesão, embora não seja estatisticamente significativo (P=0,230). Ambos os grupos também concordam que a garantia de padrões éticos no sistema de cuidados de saúde melhorará a adesão à HAART. A garantia de confidencialidade da informação melhorará a adesão entre 86% dos que não aderem e 78% entre os que aderem atualmente.

Algumas das razões mais comuns para a não adesão à TARV entre as PVHIV incluem o esquecimento (54%; P=0,00), o estigma (68%, P=0,001), o facto de ver alguém com VIH a fazer bem a TARV (71%, P=0,041), o medo da discriminação (57%, P=0,001) e o facto de o VIH não ter cura conhecida (69%, P=0,00). Por exemplo, a diretriz da OMS de 2015 sobre quando iniciar a

TARV e a PrEP, que estipula que a adesão à TARV é um determinante primário da supressão viral e do risco de transmissão, progressão da doença e morte, também reconheceu que a adesão subóptima é um grande desafio em todas as regiões, em todas as fases da doença VIH, e está associada a uma diversidade de desafios relacionados com os doentes e os programas. De acordo com esta diretriz, alguns factores individuais responsáveis pela não adesão podem incluir o esquecimento de doses; estar longe de casa; alterações nas rotinas diárias; depressão ou outra doença; compreensão limitada dos benefícios do tratamento; falta de interesse ou desejo de tomar os medicamentos; e consumo de substâncias ou álcool. A adesão à TARV também pode ser difícil na ausência de ambientes de apoio para as pessoas que vivem com o VIH e devido ao estigma e à discriminação relacionados com o VIH. Os factores relacionados com a medicação podem incluir acontecimentos adversos; a complexidade dos regimes de dosagem; a carga de comprimidos; e restrições alimentares. Os factores relacionados com o sistema de saúde incluem a distância até aos serviços de saúde; os longos tempos de espera para receber cuidados e obter recargas; e o peso dos custos diretos e indirectos dos cuidados.

Os grupos populacionais específicos que enfrentam desafios adicionais em termos de adesão podem incluir mulheres grávidas e no pós-parto, adolescentes, bebés e crianças, populações-chave e pessoas com perturbações de saúde mental e de consumo de substâncias.

Explicar a probabilidade de adesão à HAART utilizando a Teoria do Comportamento Planeado (TPB) Cerca de 88,8% dos inquiridos com estatuto VIH desconhecido têm intenção de aderir se ficarem infectados pelo VIH, enquanto 86,7% dos que já estão infectados pelo VIH têm intenção de aderir e apenas 68% dos que têm um estatuto VIH negativo confirmado têm intenção de aderir se ficarem infectados pelo VIH. As proporções de inquiridos sem intenção de aderir à TARV variam entre 0% para os inquiridos com estatuto desconhecido, 2,6% para os inquiridos com estatuto VIH negativo e 4,4% para os inquiridos com infeção por VIH já diagnosticada. Existe, portanto, uma associação estatística significativa (P=0,00) entre a intenção de aderir à TARV e o estado serológico dos inquiridos.

Utilizando a teoria do comportamento planeado (TPB) para explicar a adesão à HAART entre os clientes, verificou-se que os factores do modelo TPB, como a capacidade de definir metas e objectivos realistas no que respeita à adesão à medicação e de cumprir essas metas, não têm qualquer valor preditivo (P>0,001) no que respeita ao padrão de adesão à HAART entre as PVHIV. Do mesmo modo, outros factores do TPB, como a determinação e a autodisciplina para aderir à medicação (HAART), não têm qualquer impacto significativo no resultado da adesão entre as PVV.

Explicar a adesão utilizando o Modelo de Crença na Saúde (HBM) também mostra que existe uma associação significativa entre a adesão à HAART e algumas crenças na saúde, tais como a adesão à HAART melhora o estado de saúde do doente com VIH (P=0,004), a adesão à medicação para o VIH é viável no contexto nigeriano (P=0,00), a recusa em aderir à HAART é um risco grave para a saúde do doente com VIH (P=0.00), a não adesão à HAART é uma ameaça à vida do doente com VIH (P=0,00), a não adesão à HAART pode conduzir à SIDA mais rapidamente (P=0,00) e as consequências da não adesão à HAART são graves (P=0,00).Também foi encontrada uma associação estatística significativa entre a adesão à HAART e outras crenças de saúde, como a adesão à HAART é benéfica (P=0,00), aderir à HAART é uma boa ideia (P=0,00) e acreditar na genuinidade da HAART (P=0,00). Mesmo algumas crenças de saúde negativas têm uma associação significativa com a adesão à HAART. Essas crenças negativas em matéria de saúde incluem opiniões como a de que existe o risco de desenvolver SIDA mesmo quando se adere fielmente à HAART (P=0,00) e que tomar HAART é arriscado (P=0,00).

CAPÍTULO 5

RESUMO

A Nigéria suporta quase 10% do fardo global do VIH/SIDA e uma taxa de prevalência do VIH de 3,0% em 2014. Este estudo foi realizado para descobrir a caraterização dos factores que influenciam a adesão à TARV entre os doentes com VIH/SIDA no sudoeste da Nigéria: Behavioural Theories Framework and Case-Control Analysis' foi realizado durante um período de um ano (setembro de 2015 a dezembro de 2016).

Os participantes no estudo pertencem a 3 categorias de estado de VIH: VIH positivo, VIH negativo e estado de VIH desconhecido. Este facto torna o estudo muito peculiar, ao contrário de outras investigações. Cerca de 225 (55,6%) estavam infectados pelo VIH (PVHIV), 153 (37,8%) eram seronegativos e 27 (6,7%) não conheciam o seu estado de VIH.

Foram utilizados questionários estruturados, administrados por um entrevistador, para recolher informações dos participantes. O número de mulheres (72%) é superior ao de homens (28%), sendo que a maioria (65%) se encontrava no momento da entrevista. O nível de literacia era muito elevado, com apenas 3,7% a não terem qualquer educação formal, enquanto os restantes (>90%) tinham pelo menos o ensino primário. Mais clientes seropositivos (64%) eram aderentes (nível de adesão = 80-95%), seguidos dos seronegativos (36%) e os clientes com menor adesão (4%) encontravam-se entre os que tinham um estatuto de VIH desconhecido. Assim, a adesão está associada ao estado de VIH. Por outras palavras, um grande número de doentes não infectados pelo VIH e de doentes com estatuto VIH desconhecido teriam também uma adesão muito fraca (< 85% de adesão) se fossem infectados.

Embora factores como a religião, ter mais dinheiro ou tempo, acesso à HAART e género não tenham qualquer influência na adesão à HAART entre as PVHIV, mais clientes sem rendimentos e os que ganham entre N30.000-N50.000 por mês têm uma fraca adesão ($P>0,05$). Também a falta de educação formal ou um nível de educação inferior, como o ensino primário e pós-secundário, está associado a uma fraca adesão ($P>0,05$). O casamento também está associado a uma melhor adesão (casados-56%, solteiros-23%, $P>0,05$). Mas um fator como ter apoio (psicossocial) de outros está estatisticamente associado a uma boa adesão ($P<0,05$).

As razões mais comuns para a não adesão à HAART entre as PVVIH incluem esquecimento (54%; P=0,00), estigma (68%, P=0.001), 54%, cocktail de medicamentos complicado 46%, tratamento inacessível 20%, acreditar que o VIH é uma farsa 18%, acreditar que o VIH não tem tratamento (23%), ver alguém com VIH a dar-se bem com a HAART (71%, P=0,041), medo de discriminação (57%, P=0,001) e o facto de o VIH não ter cura conhecida (69%, P=0,00).

Com base na teoria do comportamento planeado (TPB), a intenção de aderir à HAART está associada a uma boa adesão entre as três categorias de inquiridos (88,8% - estatuto VIH desconhecido, 86,7% - estatuto VIH infetado, 68% - estatuto VIH negativo). Esta associação é positivamente significativa do ponto de vista estatístico (P<0,05), pelo que uma componente do TPB, como a intenção, pode explicar a adesão. No entanto, outros factores do TPB, como a capacidade de estabelecer objectivos realistas, a determinação de aderir e a autodisciplina para aderir, não estão estatisticamente associados à adesão e podem, portanto, ser maus indicadores de adesão.

Utilizando o modelo de crenças sobre a saúde (HBM), algumas crenças ou opiniões positivas sobre a saúde, tais como que a adesão à HAART melhora o estado de saúde do doente com VIH, a adesão à medicação para o VIH é viável no contexto nigeriano, a recusa em aderir à HAART constitui um grave risco para a saúde do doente com VIH, a não adesão à HAART constitui um risco de vida para o doente com VIH, a não adesão à HAART pode conduzir mais rapidamente à SIDA e as consequências da não adesão à HAART são graves, a HAART é benéfica, a adesão à HAART é uma boa ideia e a crença na genuinidade da HAART foram todas estatisticamente associadas à adesão.

Por outro lado, as opiniões negativas sobre a saúde, sobre o risco de desenvolver SIDA mesmo quando se adere fielmente à HAART (P=0,00) e sobre o risco de tomar HAART (P=0,00) estão associadas à não adesão. Assim, o HBM pode ser estatisticamente útil para prever a adesão à HAART. Assim, embora a TBP possa ser útil para explicar a adesão à HAART, o HBM é mais útil para prever a adesão à HAART.

CAPÍTULO 6

CONCLUSÃO

Em conclusão, um nível de adesão mais elevado (>95%) aos medicamentos foi mais comum entre os clientes seropositivos em comparação com os seus homólogos não seropositivos e com os clientes com estatuto VIH desconhecido. Embora a crença religiosa, o facto de ter mais dinheiro ou tempo, o acesso à HAART e o sexo dos clientes seropositivos não tenham tido qualquer efeito sobre a sua adesão à HAART, outros factores, como o rendimento pessoal mensal e o nível de escolaridade, foram associados a uma boa adesão (P<0,00); sendo que um rendimento mais elevado e níveis de escolaridade mais elevados estão associados a uma melhor adesão.

Cerca de 42% dos inquiridos seropositivos têm um excelente nível de adesão (≥ 95% de adesão), 49% têm um nível de adesão moderado (85-94% de adesão), enquanto 8% têm um nível de adesão razoável (<85%). A menor proporção de inquiridos com uma adesão razoável entre as três categorias encontra-se no grupo de clientes seropositivos.

No entanto, o facto de ter apoio psicossocial de outras pessoas e o casamento foram associados a uma boa adesão à HAART. Do mesmo modo, os sistemas de cuidados de saúde em que as práticas éticas padrão são respeitadas e a confidencialidade das informações dos doentes é assegurada também estão associados à adesão à TARV.

As razões mais comuns para a não adesão à HAART entre as PVVIH incluem o esquecimento, o estigma, o medo da discriminação e o facto de o VIH não ter cura conhecida.

Alguns factores do modelo da Teoria do Comportamento Planeado (TPB), como a intenção de aderir, foram positivamente associados à adesão e podem, por isso, ser utilizados para explicar a adesão. Outros componentes da TPB, como a capacidade de estabelecer objectivos realistas, a determinação de aderir e a autodisciplina para aderir, não foram estatisticamente associados à adesão e podem, por isso, ser maus indicadores de adesão.

Assim, as teorias comportamentais, como a TPB e a HBM, podem ser utilizadas para compreender a não adesão à medicação entre os indivíduos seropositivos, mas a TPB é melhor para explicar a adesão à medicação, enquanto a HBM é mais útil para prever a adesão à medicação.

Isto está de acordo com algumas afirmações que têm sido feitas sobre as teorias comportamentais e os modelos de mudança comportamental, segundo as quais as teorias comportamentais e os modelos de mudança comportamental não podem provocar mudanças de comportamento, nem podem prever com certeza quais as mudanças de comportamento que irão ocorrer. No entanto, podem informar os decisores políticos, os responsáveis pela implementação e outras pessoas envolvidas na tentativa de introduzir mudanças sobre as questões a considerar e o provável sucesso das iniciativas e intervenções

CAPÍTULO 7
CONTRIBUIÇÃO PARA O CONHECIMENTO

O autor reivindica as seguintes contribuições para o conhecimento:

1. A utilização de uma abordagem caso-controlo envolvendo três categorias de inquiridos para caraterizar a adesão é um método novo, que não foi encontrado noutros estudos.

2. A utilização de teorias comportamentais para explicar a adesão e a tentativa de utilizar estas teorias para prever também a adesão entre pessoas seropositivas e não infectadas com o VIH proporcionou uma melhor compreensão da adesão que outros estudos não fizeram, especialmente no contexto nigeriano.

3. O desenvolvimento de um conjunto coerente de definições para classificar a adesão em excelente, moderada e razoável, com base no facto de os medicamentos serem tomados muito fielmente, fielmente e infielmente, proporciona uma nova abordagem qualitativa à categorização da adesão.

4. O desenvolvimento de um instrumento de inquérito baseado no TPB e no HBM para utilização na recolha de informações instantâneas sobre a adesão à HAART entre as PVHIV na Nigéria.

CAPÍTULO 8

SUGESTÕES PARA INVESTIGAÇÃO FUTURA

Após a investigação sobre este "título", sugere-se que no futuro

- A metodologia pode ser implementada com avanços noutros contextos, por exemplo, nos países desenvolvidos

- Pode ser implementado um novo processo

- Comparação da adesão aos medicamentos com a adesão à HAART entre pessoas infectadas pelo VIH

- Comparação da adesão aos medicamentos entre inquiridos não infectados pelo VIH com a adesão à TARV entre pessoas infectadas pelo VIH

- As caraterísticas demográficas dos inquiridos podem ser comparadas entre as três categorias de inquiridos para determinar a sua influência nos níveis de adesão

REFERÊNCIA

1) Atualização global da SIDA UNAIDS 2016. Obtido de

http://www.unaids.org/sites/default/files/media_asset/global-AIDS-update-2016_en.pdf

2) Programa Conjunto das Nações Unidas sobre o VIH/SIDA (ONUSIDA), Report on the Global HIV/AIDS Epidemic: julho de 2002 (Genebra: ONUSIDA, 2002).

3) UNAIDS 2015 FACT SHEET: Estatísticas de 2014. Obtido de

http://www.unaids.org/sites/default/files/media asset/20150714 FS MDG6 Report en. pdf 1 Roteiro da Revolução da Prevenção do VIH no Quénia: contagem decrescente até 2030. Nairobi: Ministério da Saúde do Quénia; 2014.

4) UCSF, Anova Health Institute & WRHI (2015). Estudo de Monitorização da Saúde na África do Sul (SAHMS), Relatório Final: The Integrated Biological and Behavioural Survey among Female Sex Workers, África do Sul 2013-2014. São Francisco: UCSF.

5) Advancing HIV justice 2: building momentum in global advocacy against HIV criminalization. Brighton e Amesterdão: Rede de Justiça para o VIH e Rede Global de Pessoas Vivendo com VIH; 2016 (Obtido de

http://www.hivjustice.net/wp-content/ uploads/2016/05/AHJ2.final2_.10May2016.pdf).

6) ONUSIDA, Review of data from People Living with HIV Stigma Index surveys conducted in more than 65 countries, 2016.

7) Punyacharoensin N, Edmunds WJ, De Angelis D, Delpech V, Hart G, Elford J et al. Effect of pre-exposure prophylaxis and combination HIV prevention for men who have sex with men in the UK: a mathematical modelling study. Lancet HIV 2016; 3:page94- 104.

8) ONUSIDA 2014: 90-90-90 Uma meta ambiciosa de tratamento para ajudar a acabar com a epidemia de SIDA. Obtido em http://www.unaids.org/en/resources/documents/2017/90- 90-90-90

9) Stover J, Bollinger L, Izazola JA, Loures L, DeLay P, Ghys PD et al. What is required to end

the AIDS epidemic as a public health threat by 2030? O custo e o impacto da abordagem Fast-Track . PLoS One. 2016;11:e0154893.

10) Comunicado de imprensa da ONUSIDA 2014 WAD. Recuperado de

http://www.unaids.org/en/WAD2014pressrelease

11) Teoria da Mudança Comportamental.Wikepedia the Free Encyclopedia https://en.wikipedia.org/wiki/Behavioural teorias da mudança

12) Understanding Behaviour Change, How to apply theories of behaviour change to SEWeb and related public engagement activities Katrin Prager, James Hutton Institute Report for SEWeb LIFE10 ENV-UK-000182 May 2012 pp 7-19.

13) Jake Morris, Mariella Marzano, Norman Dandy, Liz O'Brien. Teorias e modelos de comportamento e mudança de comportamento. *Silvicultura, comportamentos sustentáveis e mudança de comportamento*: 2012

Recuperado de www.worldbank.org/commgap

14) Relatório anual *sobre o VIH/SIDA* (2014), *Relatório anual sobre a resposta do sector da saúde ao VIH/SIDA na Nigéria*, Programa Nacional de Controlo da SIDA e das EET, Ministério Federal da Saúde

15) National PMTCT scale up Plan Towards Elimination of MTCT 2010-2015, Ministério Federal da Saúde, Abuja, Nigéria.

16). Plano Operacional Nacional para a Eliminação da Transmissão de Mãe para Filho (eMTCT) do VIH na Nigéria 2015-2016, Divisão do VIH/SIDA, Ministério Federal da Saúde, p. 6-8.

17) Plano Estratégico Nacional para o VIH/SIDA 2010-2015, Agência Nacional de Controlo da SIDA (NACA), janeiro de 2010, p. 11.

18) Dados do Programa Nacional de Controlo da SIDA/DST 2010 - 2014

19) Estimativas do espetro da Nigéria 2013/2014

20) Inquérito Demográfico e de Saúde da Nigéria de 2013

21) W.H.O. Guideline On When To Start Antiretroviral Therapy And On Pre-Exposure Prophylaxis For HIV setembro de 2015, Organização Mundial de Saúde 2015.

22) Williams,A. & Friedland,G. (1997).Adherence, compliance and HAART.AIDS Clinical Care, 9 (7),51-56.

23) Fischl M., Rodriguez A., Scerpella, E., et al (2000).Impact of directly observed therapy on outcomes in HIV clinical trials. (Resumo 71). 7ª Conferência sobre Retrovírus e Infecções Oportunistas. São Francisco, CA, 2000.

24) Simoni, J.M., Frick, P.A., Pantalone,D.W. & Turner, B.J. (2003). Antiretroviral adherence interventions:A review of current literature and ongoing studies. Top HIV Med. 11, 185-198.

25) Murphy,D.A.,Wilson, C.M., Durako, S.J., Muenz, L.R., Belzer,M. et al. (2000).Antiretroviral medication adherence among the REACH HIV-infected adolescent cohort in the USA. AIDS Care, 13 (1)27-40.

26) Reddington, C., Cohen, J., Baldillo,A.,Toye, M., Smith, D., Kneut, C., Demaria,A., Bertolli, J. e Hsu, H. (2000).Adesão a regimes de medicação entre crianças com infeção pelo vírus da imunodeficiência humana. Pediatric Infectious Diseases Journal, 19, 1148-1153.

27) Steele, R.G.,Anderson, B, Rindel, B, Dreyer, M.L., Perrin, K, Christensen, R.,Tyc,V, & Flynn, P.M. (2001).Adherence to antiretroviral therapy among HIV-positive children: examination of the role of caregiver health beliefs. AIDS Care, 13 (5), 617-629.

28) Dolezal, C. Mellins, C, Brackis-Cott, E & Abrams, E.J. (2003). The reliability of reports of medical adherence from children with HIV and their adult caregivers. J Pediatr Psychol, 28 (5), 355-61.

29) Farley, J, Hines, S, Musk,A, Ferrus, S & Tepper,V. (2003).Avaliação da adesão à terapêutica antirretroviral em crianças infectadas pelo VIH utilizando o sistema de

monitorização de eventos de medicação, recarga de farmácia, avaliação do prestador de cuidados, auto-relato do prestador de cuidados e manutenção de consultas. JAIDS, 33 211-218.

30) Goode, M, McMaugh,A., Crisp, J.,Wales, S. & Ziegler, J.B. (2003).Adherence issues in children and adolescents receiving highly active antiretroviral therapy.AIDS Care, 15 (3), 403-408.

31) Soriano V, Barreiro P, Nunez M. Management of chronic hepatitis B and C in HIV-coinfected patients. J Antimicrob Chemother 2006; 57: 815-818.

32). Alberti A, Clumeck N, Collins S et al. Short statement of the first European Consensus Conference on the treatment of chronic hepatitis B and C in HIV co-infected patients. J Hepatol 2005; 42: 615-624.

33) Relatório Global da ONUSIDA 2014

33) Del Rio, "Otimização da adesão ao tratamento: Agir com humildade para mover

Para além das ideias pré-concebidas". http://www.thebodypro.com/content/76582/treatment-adherence-optimization-actmg-with-humil.html?ic=sanext

34) El-Sadr, et al. "Effect of Financial Incentives on Linkage to Care and Viral Suppression: HPTN 065". 2015 CROI, Seattle, WA

35) Ajzen, I. (1991). A teoria do comportamento planeado. *Organizational Behaviour and Human Decision Processes,* 50, 179-211.

36) Ajzen, I. (1985). Das intenções às acções: A theory of planned behaviour. Em Kuhl, J. & Beckman, J. (Eds.) *Action-control: From Cognition to Behaviour.* Heidelberg, Alemanha, Springer.

37) Fishbein, M. & Ajzen, I. (1975). *Belief, attitude, intention and behaviour: An introduction to theory and research.* Reading, MA, Addison-Wesley.

Hardeman, W., Johnston, M., Johnston, D., Bonetti, D., Wareham, N. & Kinmonth, A.L.

(2002). Application of the Theory of Planned Behaviour in Behaviour Change Interventions (Aplicação da Teoria do Comportamento Planeado em Intervenções de Mudança de Comportamento): A Systematic Review. *Psychology & Health,* 17, 123-158.

38) Bandura, A. (1986). *Social foundations of thought and action,* Englewood Cliffs, NJ, Prentice-Hall.

39) Bandura, A. (1997). *Self-efficacy: The exercise of control,* Nova Iorque, W.H. Freeman & Co.

40) Armitage, C.J. & Conner, M. (2001). Efficacy of the Theory of Planned Behaviour: a meta-analytic review (Eficácia da Teoria do Comportamento Planeado: uma revisão meta-analítica). *British Journal of Social Psychology,* 40, 471-99.

41) Taylor, D., Bury, M., Campling, N., Carter, S., Garfied, S., Newbould, J. & Rennie, T. (2007). A Review of the use of the Health BeliefModel (HBM), the Theory of Reasoned Action (TRA), the Theory of Planned Behaviour (TPB) and the Trans- Theoretical Model (TTM) to study and predict health related behaviour change

42) Armitage, C.J. & Conner, M. (2000). Social cognition models and health behaviour: A structured review. *Psychology & Health,* 15, 173-189.

43) Ajzen, I. & Madden, T.J. (1986). Prediction of goal direted behaviour: Attitudes, intentions and perceived behavioural control. *Journal of Experimental Social Psychology,* 15, 173-189.

44) Armitage, C.J., Sheeran, P., Conner, M. & Arden, M.A. (2004). Fases de mudança ou mudanças de fase? Previsão de transições nas fases do modelo transteórico em relação à escolha de alimentos saudáveis. *Journal of Consulting and Clinical Psychology,* 72, 491-9.

45) Becker, M.H. (Ed) (1974). The Health Belief Model and Personal Health Behaviour. Thorofare, NJ: Charles B. Slack.

46) Harrison, J.A., Mullen, P.D. & Green, L.W. (1992). A meta-analysis of studies of the Health Belief Model with adults. *Health Education Research,* 7.

47) Hochbaum, G. (1958). *Participação pública no rastreio médico Programas: um estudo sócio-psicológico*. (Publicação do Serviço de Saúde Pública No. 572). Washington, D.C. Government Printing Office.

48) Jackson, T. (2005). Motivating Sustainable Consumption: a review of evidence on consumer behaviour and behavioural change (Motivar o consumo sustentável: uma análise dos dados sobre o comportamento dos consumidores e a mudança de comportamento). Rede de Investigação sobre Desenvolvimento Sustentável.

49) Janz, N.K., e Becker, M.H. (1984). The Health Belief Model: A Decade Later. *Health Education Quarterly* 11:1-47.

50) Lindsay, J.J. & Strathman, A. (1997). Predictors of recycling behaviour: an application of a modified health belief model. *Journal of Applied Social Psychology,* 27, 1799-1823.

49) Munro, S., Lewin, S., Swart, T. & Volmink, J. (2007). A review of health behaviour theories: how useful are these for developing interventions to promote long-term medication adherence for TB and HIV/AIDS? *BMC Public Health,* 7.

50) Nisbet, E.K.L. & Gick, M.L. (2008). A Psicologia da Saúde pode ajudar o planeta? Applying Theory and Models of Health Behaviour to Environmental Actions (Aplicar a Teoria e os Modelos de Comportamento de Saúde às Acções Ambientais). *Canadian Psychology,* 49, 296-303.

51) Rosenstock, I.M. (1966). Why people use health services. *Milbank Memorial Fund Quarterly,* 44, 94-124.

52) Rutter, D. & Quine, L. (2002). Social Cognition Models and Changing Health Behaviours. IN RUTTER, D. & QUINE, L. (Eds.) *Changing Health Behaviour: Intervention and Research with Social Cognition Models.*

Buckingham, Open University Press.

53) Sharma, M. & Romas, J.A. (2012). *Theoretical Foundations of Health Education and*

Health Promotion (Fundamentos teóricos da educação para a saúde e da promoção da saúde). London: Jones and Bartlett Learning

54) Terry, D.J. (1993). Expectativas de auto-eficácia e a teoria da ação racional. . IN TERRY, D.J., GALLOIS, C. & MCCAMISH, M.

(Eds.) *The theory of reasoned action: Its application to AIDs-preventive behaviour.* Oxford, Pergamon.

56) Webb, T.L., Sniehotta, F.F. & Michie, S. (2010). Utilizar teorias de mudança de comportamento para informar intervenções para comportamentos aditivos.

Addiction, 105**,** 1879-1892.

57) Jake Morris, Mariella Marzano, Norman Dandy, Liz O'Brien (2012). Silvicultura, comportamentos sustentáveis e mudança de comportamento: Teorias. *Teorias e modelos de comportamento e mudança de comportamento* [1]. Forest Research, Reino Unido.

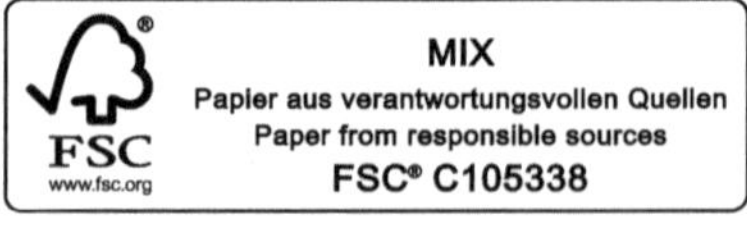

Printed by Books on Demand GmbH, Norderstedt / Germany